Christine Vietmeier

Melaleuka

Teebaumöl

in Jojobaöl

– die geniale Hilfe der Natur

GESUND & VITAL
LEBENSBAUM VERLAG

1 Melaleuka alternifolia – der Teebaum

2 Simmondsia chinensis – der Jojobastrauch

3 Die geniale Kombination: Melaleuka in Jojobaöl

4 Anwendungen bei Mensch, Tier, Pflanze und im Haushalt

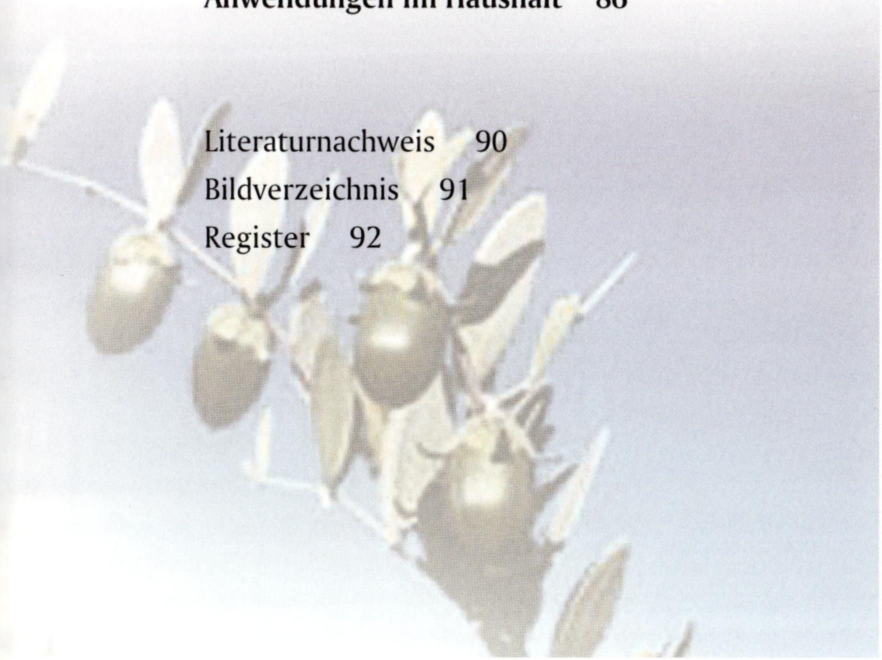

1

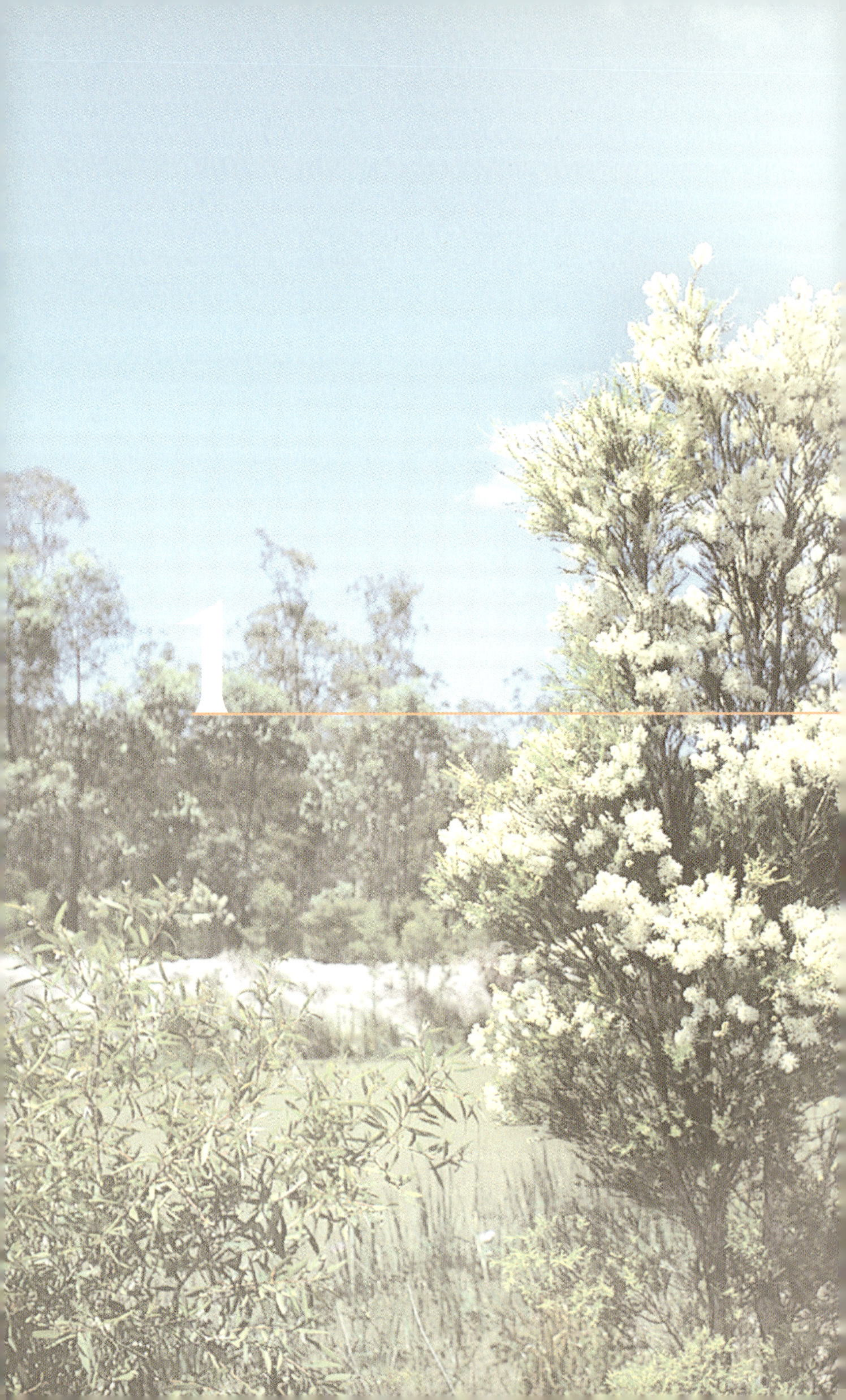

Melaleuka alternifolia – der Teebaum

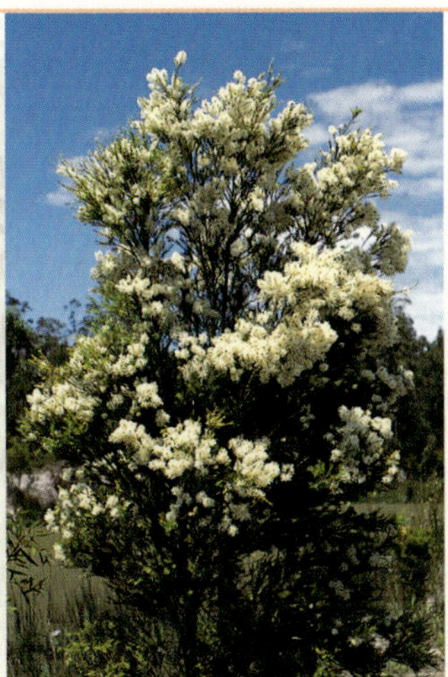

Die Geschichte des Teebaums

Die Geschichte des Teebaums (Melaleuka alternifolia) reicht zurück bis zu den Urzeiten der Menschheit. Schon vor mehr als 40.000 Jahren kannten die australischen Ureinwohner die heilende Wirkung vieler Pflanzen in ihrem Umfeld, also wahrscheinlich auch die von Melaleuka alternifolia, die im Busch von Neusüdwales wächst. Dieser unscheinbare Baum mit der großen Heilkraft, dessen Blätter seit Tausenden von Jahren gesammelt und zu Heilungszwecken verwendet werden, hat heute weltweit Anerkennung erlangt.

Der Teebaum gehört wie der Eukalyptus, die Gewürznelke und der Niaulibaum zur Familie der Myrtengewächse. All diesen Pflanzen gemeinsam sind die stark aromatischen Blätter, deren ätherische Öle zum Würzen, zum Heilen oder im Fall des Niaulibaums auch als Duftöl genützt werden. Beim Kauf von Teebaumöl ist es wichtig, auf den botanischen Pflanzennamen *Melaleuka alternifolia* zu achten. Auch andere Myrtengewächse werden oft „Teebaum“ genannt, doch ihre Öle haben ein anderes Wirkungsspektrum als das von Melaleuka alternifolia.

Es wird erzählt, dass es an der australischen Ostküste einen See gegeben haben soll, zu dem die Buschmänner schon vor Jahrtausenden pilgerten, um in seinem braunen, teefarbenen Wasser Heilung zu suchen. Erst später stellte sich heraus, dass Teebäume um diesen See standen, deren Blätter in das Wasser fielen und es mit ihren Wirkstoffen anreicherten. Vielleicht wurde so die Heilwirkung des Teebaums entdeckt. Oder vielleicht waren es die Pflanzensammler, weisen Frauen und Heilkundigen, die vor 40.000 Jahren auf ihren Streifzügen durch den Busch die Blätter des Teebaums sammelten und ihre heilende Wirkung erprobten.

Als um 1770 der britische Weltumsegler James Cook an der australischen Küste anlegte, versuchte die Besatzung seines Schiffs zunächst, die würzig duftenden Melaleukablätter als Tee-Ersatz zu nutzen – daher der Name Teebaum *(Tea Tree)*. Doch Dr. Joseph Banks, der Botaniker an Bord, hatte beobachtet, dass die Einheimischen einen Sud aus den Blättern zur Heilung bestimmter Hauterkrankungen einsetzten, und machte nun selbst erfolgreiche Experimente mit der öligen Flüssigkeit. Er war auch der Erste, der die heilkräftigen Eigenschaften des Teebaums schriftlich festhielt. Die weißen Siedler, die am Ende des 18. Jahrhunderts auf der Suche nach dem „roten Gold“ Australiens – den Regenwaldzedern – ins Innere des Kontinents vordrangen, fanden die Teebäume eher störend, und die nachfolgenden weißen Farmer bemüh-

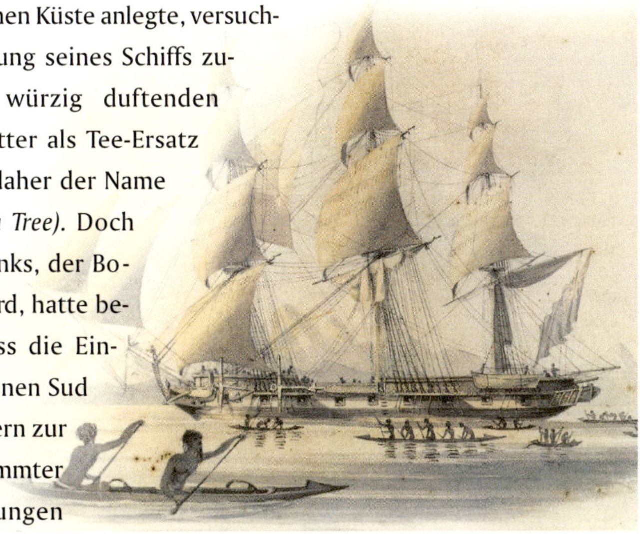

ten sich ebenfalls, weite Flächen zu roden, um ihre Milchwirtschaft betreiben zu können. Doch auch sie erkannten bald die Heilkraft der aromatischen Blätter und machten sie sich zunutze. Erst mit dem Aufkommen des Penicillins und anderer kommerziell vertriebener Medikamente drohte die Heilkraft der Teebaumblätter in Vergessenheit zu geraten.

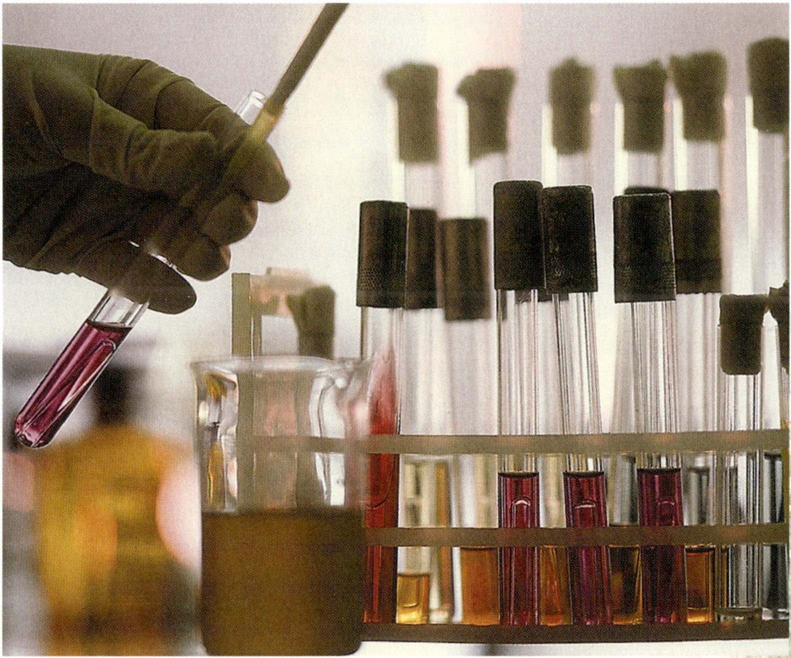

Doch bald begann die Wissenschaft, sich für das Teebaumöl zu interessieren. Um 1920 wurde der Teebaum ins Labor gebracht – zumindest seine Blätter – und ernsthaft untersucht. In einer mehrere Jahre dauernden Versuchsreihe wurde festgestellt, dass die antiseptische Wirkung des Teebaumöls zwölfmal so stark war wie die der Karbolsäure (Phenol), des damals üblichen Antiseptikums. Weitere Untersuchungen folgten, und schon bald begann die Kunde vom natürlichen Antiseptikum sich auszubreiten. Das Teebaumöl trat seinen Siegeszug um die Welt an. Es wurde in der Zahnmedizin, bei Halsinfektionen, in der Gynäkologie sowie bei den verschiedensten Hauterkrankungen und Wunden erfolgreich eingesetzt und schließlich bei Ausbruch des Zweiten Weltkrieges als kriegswichtiger Rohstoff eingestuft. Alle vorhandenen Bestände wurden vom australischen Kriegsministerium eingezogen.

Nach Kriegsende kam der blühende Handel mit dem Teebaumöl fast zum Erliegen und die Destillieröfen standen still. Erst in der heutigen Zeit, in der immer mehr Menschen nach

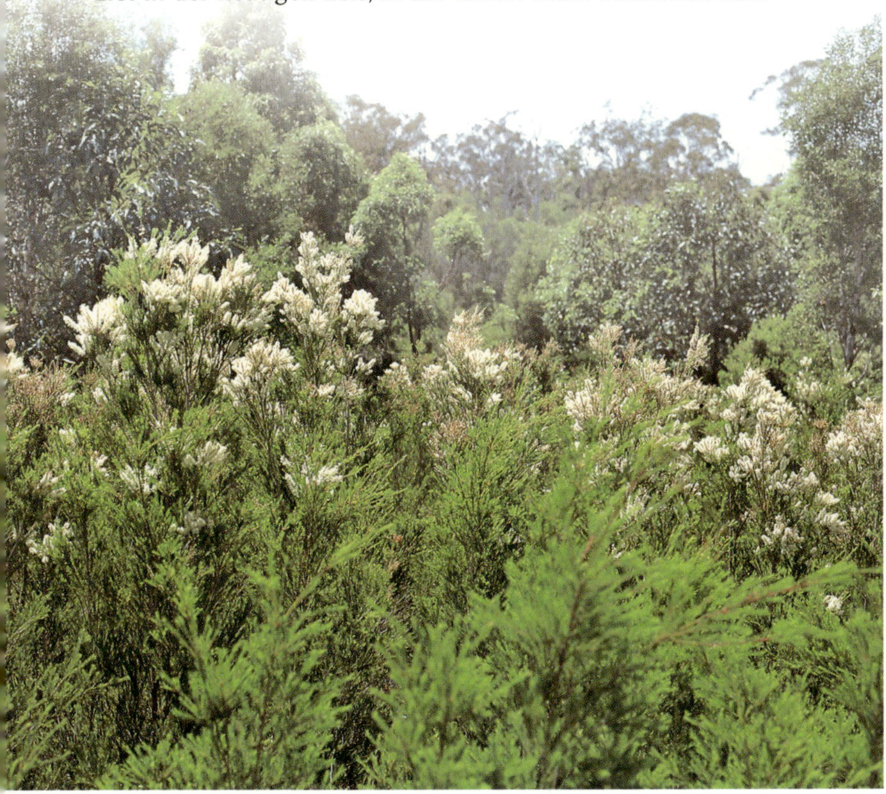

Naturprodukten ohne störende Nebenwirkungen verlangen, werden die Blätter der Teebäume wieder geerntet, und zwar in solch wachsendem Umfang, dass der Bedarf mit den wild wachsenden Bäumen nicht mehr gedeckt werden kann. So wurde 1976 die erste australische Teebaumfarm gegründet und weitere Unternehmen folgten. Das Öl dieses unscheinbaren und großzügigen Baumes ist zum „neuen australischen Gold“ avanciert.

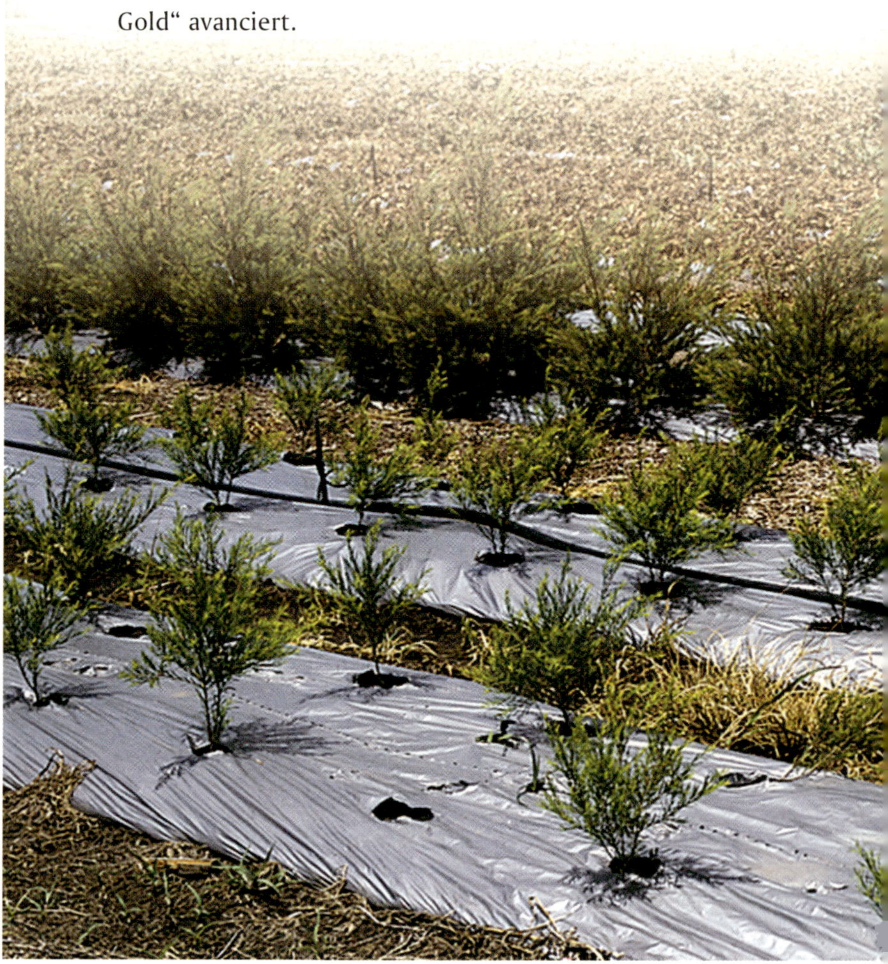

Teebaumölgewinnung

Anbau und Ernte

Das heilkräftige ätherische Öl des Teebaums wird aus seinen Blättern gewonnen, die seit Jahrtausenden von Hand geerntet werden. Erst seit Ende der 1970er Jahre gibt es in Australien Plantagen, auf denen nach jahrelanger, mühsamer Selektion ein klima- und standortgerechtes Saatgut gezüchtet wird. Dieses wächst zu kräftigen Büschen heran, die leichter zu bearbeiten

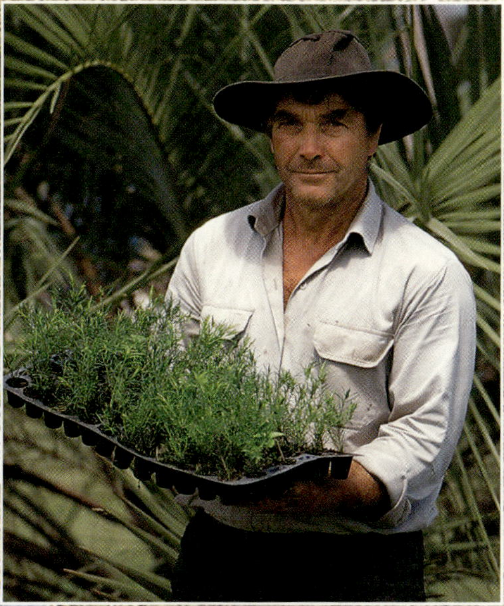

sind als die bis zu sieben Meter hohen wild wachsenden Bäume. Bewässerungssysteme sorgen für genügend Feuchtigkeit, denn neben einem lehmhaltigen, leichten Boden braucht der Teebaum viel Wasser. Aussaat und Ernte werden mit Hilfe modernster Technik durchgeführt und die geernteten Blätter sofort zum Destillieren gebracht. Die modernen Destillieröfen arbeiten immer noch nach den Prinzipien der altbewährten Wasserdampfdestillation. Aus einer Tonne Blätter werden auf diese Weise etwa 10 Liter Teebaumöl gewonnen.

Selbst die verhältnismäßig neuen Anbaumethoden sind extrem arbeitsintensiv, und nur mit sorgfältigster Selektion und Pflege können Büsche gezüchtet werden, deren Blätter die erwünschten Cineol- und Terpinen-4-ol-Werte aufweisen.

Die wild wachsende Pflanze ist nur in einem verhältnismäßig kleinen Gebiet im australischen Neusüdwales zu finden (200 Quadratmeilen Fläche), das durch häufige Überschwemmungen genau den Boden liefert, den die Bäume brauchen. Es heißt, dass die wild wachsenden Pflanzen die optimale Kombination von Wirkstoffen aufweisen. Die wilden Bestände werden weiterhin nach der alten Methode geerntet: Mit einer Machete werden die Blätter von den oft sehr hoch wachsenden Ästen getrennt und dann in Säcken zum Destillierofen gebracht. Unter Hitzeeinwirkung öffnen sich die „Poren" der Blätter, und das ätherische Öl tritt aus und tropft in das heiße Wasser, wo es sich mit dem Dampf vermischt. Der Öldampf wird durch Kälteschlangen geleitet, in denen sich das Öl niederschlägt. Zum Schluss findet eine Analyse statt, mit der die Inhaltsstoffe des Teebaumöls bestimmt werden – denn nur ein Öl, das den strengen australischen Bestimmungen entspricht, wird zum Verkauf zugelassen.

Unterschiedliche Qualitäten

Der aktive Wirkstoff des Teebaums ist ein ätherisches Öl, das aus den Blättern gewonnen wird und über dessen genaue Zusammensetzung wenig Einigkeit besteht. Eine ältere Quelle nennt 20 Inhaltsstoffe, eine andere spricht von 48, und bis zum heutigen Zeitpunkt hat man mehrere 100 einzelne Bestandteile identifiziert. Viele weitere sind noch nicht näher bestimmt worden. Wie bei etlichen natürlichen Heilmitteln, deren Wirkung

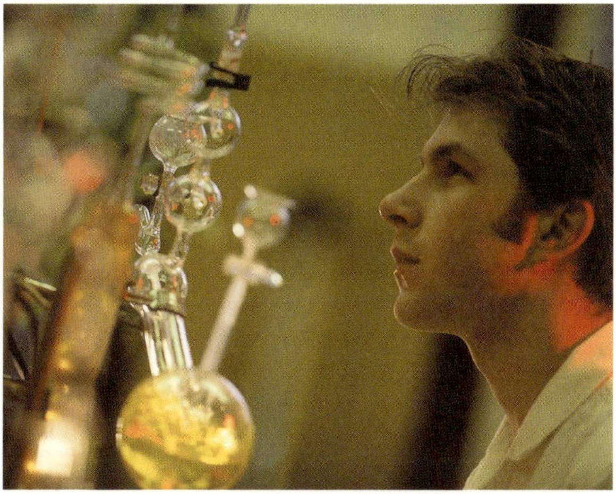

auf dem Zusammenspiel einer Vielzahl von Inhaltsstoffen beruht, versucht die Wissenschaft beim Teebaumöl, zunächst einmal die genaue chemische Zusammensetzung zu erkunden – nicht zuletzt, um das Mittel später synthetisch herstellen zu können. Das ist beim Teebaumöl bisher nicht gelungen.

Den Qualitätsstandard für das Teebaumöl legt man heute über zwei Inhaltsstoffe fest, das Terpinen-4-ol und das Cineol. Ihr Gehalt wird daher bei der Ölherstellung stets überprüft, und nur Öle mit den richtigen Wirkstoffanteilen werden von der A.T.T.I.A. (Australian Tea Tree Industry Association) anerkannt. Ein den Standards der Gesundheitsbehörde entsprechendes Öl enthält mindestens 30 % Terpinen-4-ol und nicht mehr als 15 % Cineol.

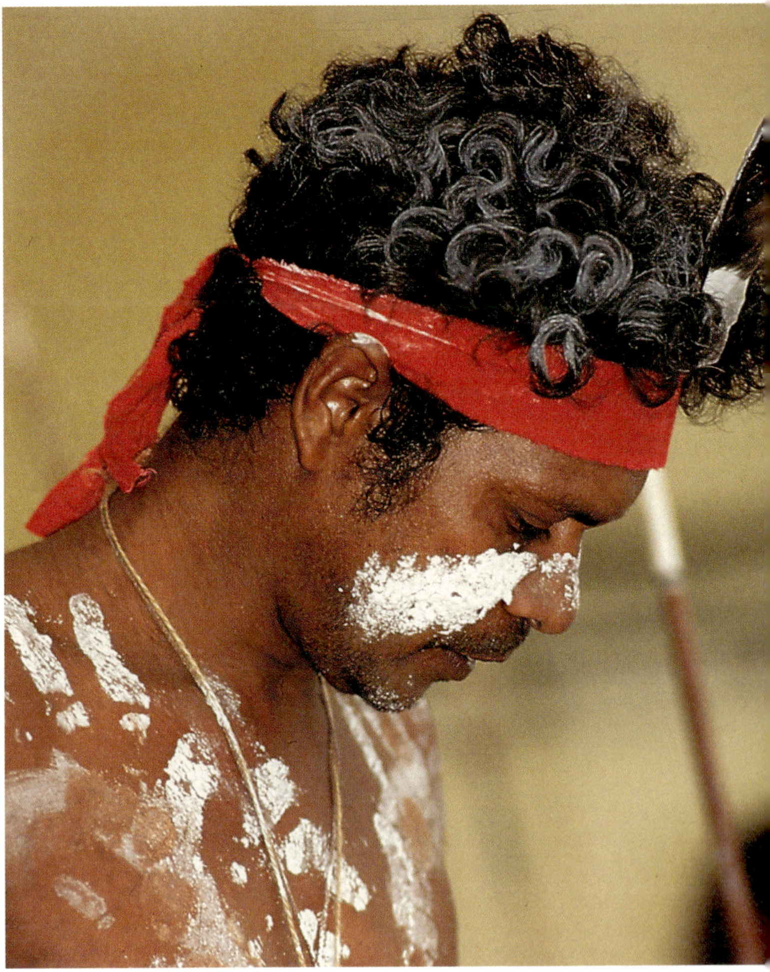

Medizinische Wirksamkeit

Altbewährte Indikationen

Schon die Ureinwohner Australiens kannten die heilsame Wirkung des Teebaums. Sie benutzten seine Blätter, um Schnitte, Wunden und alle Arten von Hauterkrankungen zu behandeln. Dafür zerkleinerten sie die Blätter und legten sie in einer dicken Schicht auf die Wundstelle. Darüber kam eine warme Lehm- oder Schlammpackung oder ein Blätterverband. Diese unterstützten das natürliche Antiseptikum dabei, seine Wirkung zu entfalten. Um das Anwendungsspektrum des Teebaums zu erweitern, wurden auch Aufgüsse und Inhalationen aus den Blättern zubereitet; außerdem verbrannte man die Blätter und atmete ihren aromatischen Rauch ein – ja, sogar Salben wurden hergestellt. Dafür vermischte man die aromatischen Pflanzenteile mit Tierfetten und rieb sie dann in die Haut ein. So konnten die verschiedensten Erkrankungen wie Kopfschmerzen, Insektenstiche, Brandwunden, Vergiftungen, Zahnschmerzen und Verdauungsbeschwerden geheilt oder gelindert werden.

Aktuelle wissenschaftliche Studien

In den 1920er Jahren begann die westliche medizinische Forschung sich für das Teebaumöl zu interessieren, und 1930 wurde in einer australischen Medizinfachzeitschrift (Medical Journal of Australia) ein Artikel mit dem Titel „Ein neues australisches Germizid" veröffentlicht, der über erstaunliche Heilerfolge bei

Hautinfektionen, Karbunkeln und Eiterherden berichtet. Besonders wurde darauf hingewiesen, dass die keimtötende Wirkung des Öls sich entfalten konnte, ohne dem Gewebe irgendeinen Schaden zuzufügen. Auch seine vielfältige Verwendbarkeit wurde gelobt und verschiedene Indikationen vorgestellt.

Heute liegt eine Vielzahl an wissenschaftlichen Studien vor, welche die Anwendbarkeit von Melaleuka alternifolia bei verschiedenen Beschwerden dokumentieren.

Hier einige Beispiele:

Hefepilz- und Trichomonadeninfektionen

Um 1960 untersuchte Dr. Eduardo Pena das Teebaumöl auf seine Anwendbarkeit bei *Trichomoniasis vaginalis* und *Candida albicans* (durch Trichomonaden oder Hefepilze ausgelöste Scheideninfektionen). Von den 130 Frauen, die an der Studie teilnahmen, wurde eine Kontrollgruppe (50 Frauen) mit herkömmlichen Scheidenzäpfchen gegen Trichomonaden behandelt. Die Resultate sprechen für sich: In allen 130 Fällen war die Behandlung erfolgreich. Bei den Behandlungen mit Teebaumöl waren zudem keinerlei Reizwirkungen aufgetreten.

Fußkrankheiten

In einer 1972 dokumentierten Studie berichtet Dr. M. Walker von der Wirksamkeit des Melaleukaöls bei *Fußflechte, Fußpilzerkrankungen, Hühneraugen unter den Zehennägeln und Verhornungen*. Die Studie umfasste 60 Teilnehmer. Bei einer Beobachtungszeit von 6 Jahren fand bei 85 % der Patienten eine wesentliche Besserung oder sogar Heilung der Beschwerden statt. Mindestens 4 Erreger von Fußflechte und Fußpilzerkrankungen wurden nachgewiesen. Sie alle sprachen auf den Einsatz von Teebaumöl an.

Chronische Blasenentzündung

Dr. Paul Belaiche, Leiter der Abteilung für Phytotherapie an der medizinischen Fakultät der Universität von Paris, führte in den 1980er Jahren eine Studie zur Wirksamkeit des Öls bei chronischer *Zystitis (Blasenentzündung)* mit zwei Gruppen von je 13 Frauen durch. Gruppe A nahm dreimal täglich 8 g Melaleuka alternifolia in Kapselform ein. Die B-Gruppe bekam eine Plazebo. Nach 6-monatiger Behandlungsdauer konnten 7 Frauen der A-Gruppe für geheilt erklärt werden. In der B-Gruppe war keine Besserung zu verzeichnen.

Akne

Bei einer 1990 durchgeführten Blindstudie mit einem 5%igen Teebaumöl-Gel (58 Teilnehmer) und einem Benzolperoxid-Präparat (61 Teilnehmer) erwies sich das Teebaumöl-Gel als sehr wirksames Aknemittel zur äußeren Anwendung. Seine Wirksamkeit entfaltete sich zwar langsamer als die des Benzolperoxid-Präparats, seine Hautverträglichkeit war jedoch besser. Am Ende der Studie klagten 79 % der mit Benzolperoxid Behandelten über trockene Haut. Beim Teebaumöl waren es nur 44 %.

Verschiedene Hauterkrankungen

In einer 1991 durchgeführten Studie wurde die Anwendung von Melaleuka alternifolia an 50 nach dem Zufallsprinzip ausgewählten Patienten mit verschiedenen Hautkrankheiten untersucht. Das Öl wurde in verschiedenen Formen eingesetzt: als reines Öl, als Tabletten mit einem Ölanteil von 1 % und als Salbe.

Diese Studie erzielte bemerkenswerte Resultate: Ein Teilnehmer hatte den Versuch vorzeitig abgebrochen, ein anderer konnte keine nennenswerten Ergebnisse verzeichnen. Doch alle anderen konnten als geheilt oder bedeutend gebessert bezeichnet werden.

Wirkungsspektrum

Zusammenfassend kann man sagen, dass das breite Wirkungsspektrum des Melaleukaöls auf den folgenden Eigenschaften beruht:
Bei äußerlicher Anwendung wirkt es

- desinfizierend
- antibakteriell
- pilzabtötend
- entzündungshemmend
- schmerzlindernd
- juckreizlindernd
- adstringierend/straffend

und all das ohne Nebenwirkungen.

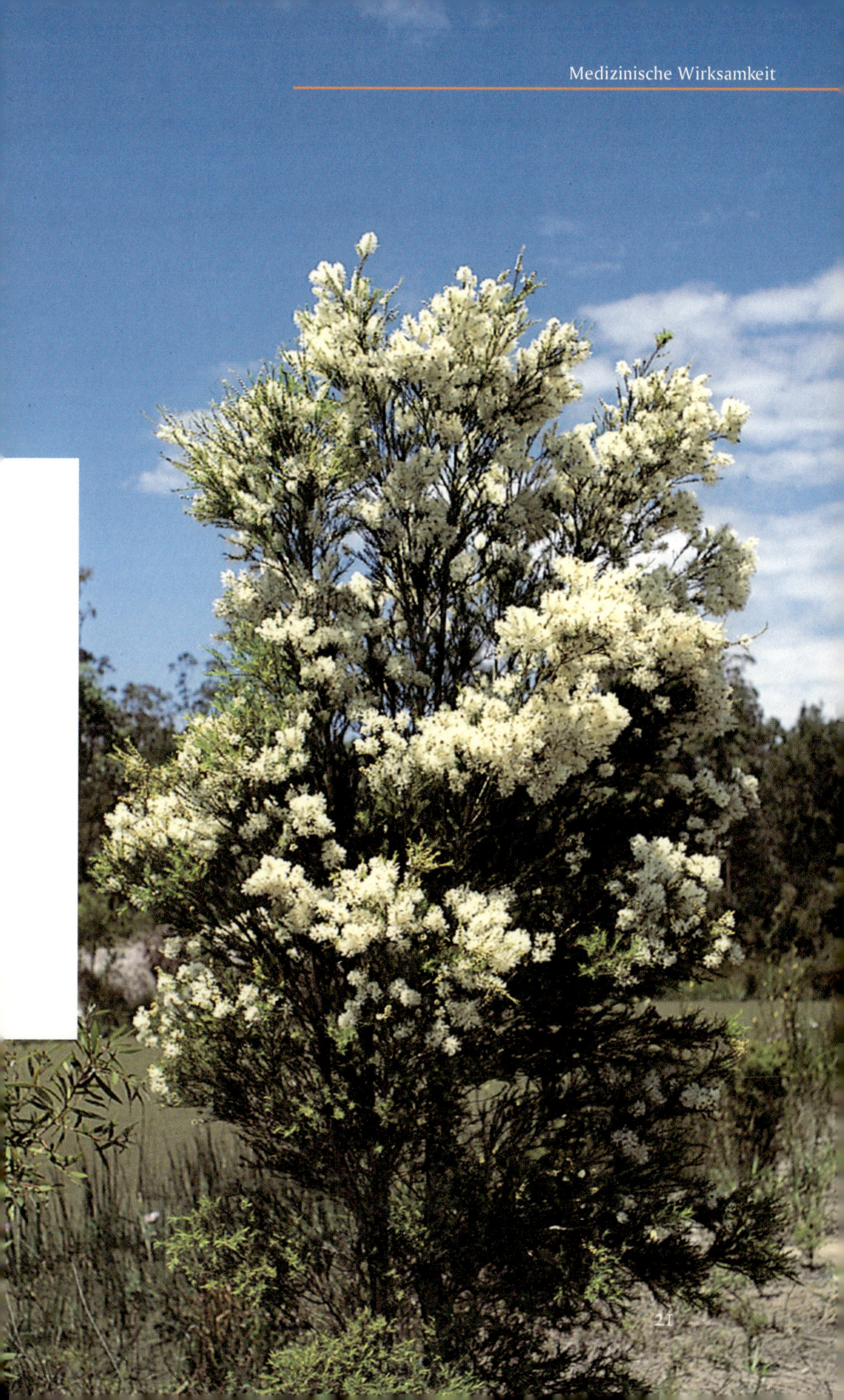

2

Simmondsia chinensis – der Jojobastrauch

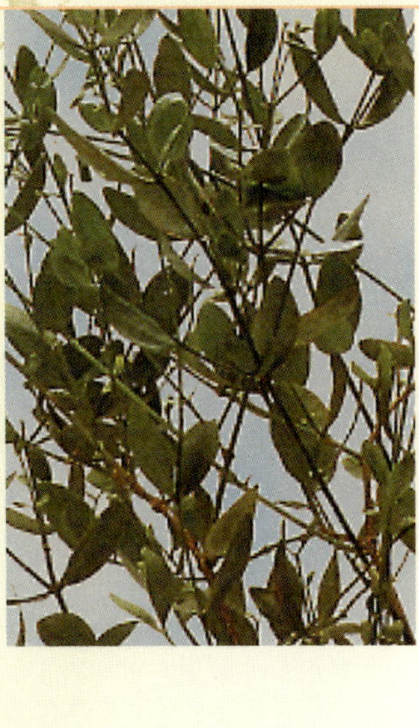

Die Geschichte des Jojobaöls

Der bis zu drei Meter hohe Jojobastrauch ist im Südwesten der USA beheimatet. Von Arizona bis Kalifornien erstrecken sich die Wüstenregionen, die das ideale Klima für sein Wachstum bieten: Er braucht viel Sonne und viel Wärme. Auch der dortige Sandboden entspricht seinen Bedürfnissen.

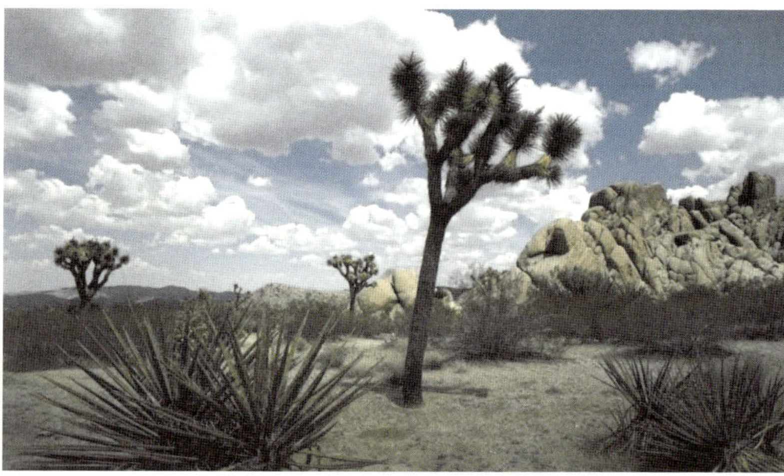

Die Heilkräfte dieser anspruchslosen Wüstenpflanze waren den Indianern schon seit Jahrtausenden bekannt. Die ersten schriftlichen Zeugnisse über die Jojobapflanze stammen – ebenso wie beim australischen Teebaum – aus dem 18. Jahrhundert. Der spanische Jesuit Junipero Serra, Begründer der 21 kalifornischen Missionsstationen, schrieb in sein Tagebuch, dass die Indianer das Öl und die Nüsse der Jojobapflanze für die verschiedensten Heilanwendungen nutzten. Sie rösteten sogar ihre Nüsse, um ein kaffeeähnliches Getränk herzustellen.

Der botanische Name des Jojobastrauches, *Simmondsia chinensis*, beruht laut Gary Tremper, einem kalifornischen Jojoba-Farmer, auf einem Irrtum. Er berichtet von Dr. Link, einem Botaniker, der die Welt durchreiste und Pflanzen und Samen sammelte, um sie zu beschreiben und zu katalogisieren. Die Samen der in Amerika beheimateten Jojobapflanze verwechselte er mit Samen, die er in China gesammelt hatte, und er gab ihnen die Standortbezeichnung *chinensis* (aus China stammend). Heute fügt man diesem Namen oft das Adjektiv „california" zu, um auf die ursprüngliche Heimat der Pflanze hinzuweisen.

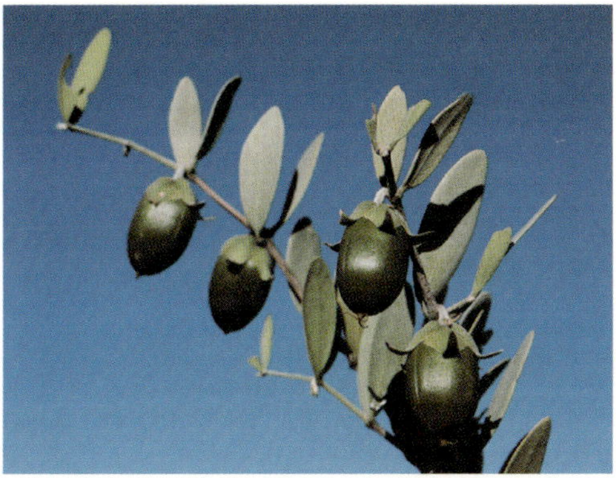

In den 1930er Jahren schrieb Howard Scott Gentry, ein angesehener amerikanischer Botaniker, einen Bericht über die Jojobapflanze, in dem er sie das „Dornröschen unter den Pflanzen" nannte. Sie war – nicht sehr erfolgreich – auf ihre Verwendbarkeit in der Farbindustrie untersucht worden, und Gentry deutete an, dass man auf anderen Gebieten noch viel von der Pflanze hören würde. Sie musste nur wach geküsst werden.

Das geschah zunächst im Zweiten Weltkrieg. Die amerikanische Armee setzte das Öl der Jojobapflanze als Maschinenöl für Flugzeuge ein – sicher nicht der Einsatz, von dem unser Prinzesschen geträumt hatte. Doch nachdem es nach Kriegsende noch ein Weilchen schlafen durfte, kam schließlich seine

Zeit. Anfang der 1960er Jahre wurde in Laborversuchen die hautfreundliche, pflegende Wirkung des Jojobaöls nachgewiesen. Es enthält Vitamin E und andere wichtige Pflegestoffe für die Haut in natürlicher Form. Auf der zweiten internationalen Jojoba-Konferenz, die 1972 an der Universität von Tucson (Arizona) abgehalten wurde, trafen sich Hunderte von Wissenschaftlern, Jojoba-Farmern und Unternehmern, um sich über die vielfältige Verwendung des Jojobaöls, seine Wirkstoffe, Anbaumethoden und Vermarktung auszutauschen.

Die dritte Jojoba-Konferenz zog schon Teilnehmer aus 25 Nationen an. Sie fand 1978 in Riverside (Kalifornien) statt, und

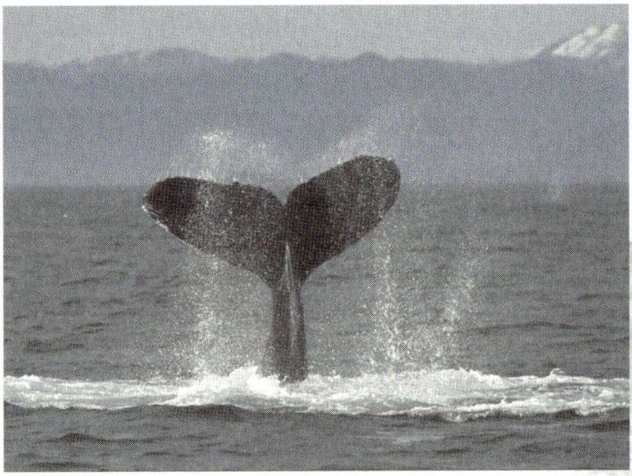

die Diskussionen kreisten unter anderem um das Thema, wie das Jojobaöl die Pottwale vor der Ausrottung bewahren könnte. Es hatte sich nämlich herausgestellt, dass es in seiner Zusammensetzung dem kostbaren Walrat- oder Spermöl fast genau entspricht. Dieses wird als Grundstoff in der Kosmetikindustrie verwendet.

Was ist an diesem Öl so besonders? Dass es in Wirklichkeit gar kein Öl ist!

Wissenschaftliche Untersuchungen haben gezeigt, dass das so genannte Jojoba*öl* eigentlich ein natürliches flüssiges Wachs ist. Deshalb wird es nicht ranzig, kann auf bis zu 390° C erhitzt werden und braucht nicht chemisch konserviert zu werden. Es ist praktisch unendlich haltbar.

Inzwischen wird die Jojobapflanze auch auf Plantagen in Texas, Costa Rica, Brasilien, Australien, Thailand, Südafrika, Kenia, Israel, Spanien und im Sudan angebaut, in Ländern, welche die natürlichen Bedingungen für ihren Anbau bieten. Die Pflanze ist so genügsam, dass sie auch in Landstrichen gedeiht, in denen herkömmliche Ackerkulturen kaum eine Chance ha-

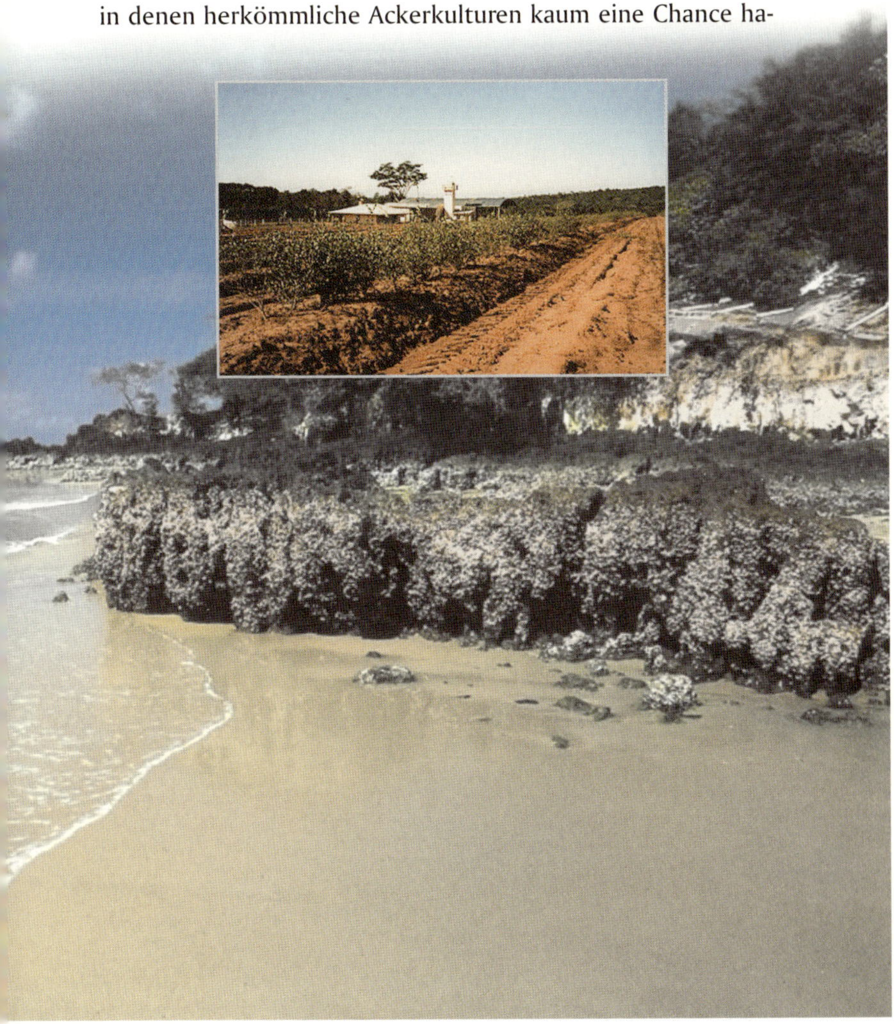

ben. Doch der Ortswechsel hat seinen Preis. Wird die Jojobapflanze aus ihrer phylogenetischen (stammesgeschichtlichen) Umgebung gerissen, gedeiht sie zwar genauso prächtig wie an ihrem Ursprungsort, doch die Zusammensetzung des Öls ändert sich. Aus diesem Grund weist nur das kalifornische Jojobaöl die besonderen heilenden Eigenschaften auf.

Die Geschichte des Jojobaöls ist sicher noch nicht zu Ende erzählt. Doch das „Dornröschen unter den Pflanzen" ist aufgewacht und zeigt der Welt, was es alles kann.

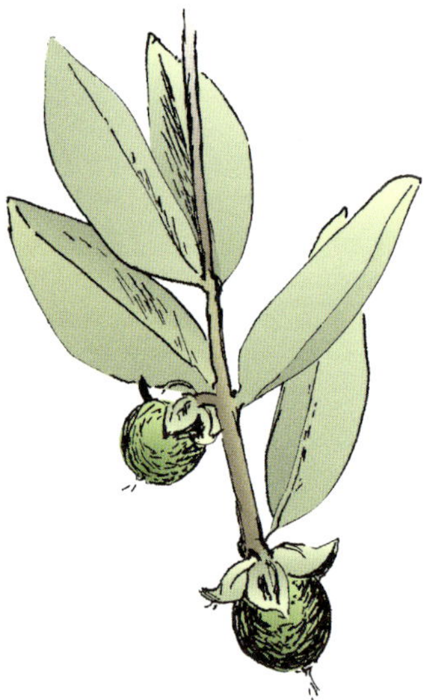

Jojobaölgewinnung

Anbau und Ernte

Nach dem Mais ist der Jojobastrauch die wichtigste einheimische Pflanze Nordamerikas, die erfolgreich kultiviert wird. Wild wachsende Büsche können ihren Wasserbedarf ausschließlich aus dem Grundwasser decken, was sie unabhängig von Niederschlägen macht. Demgegenüber

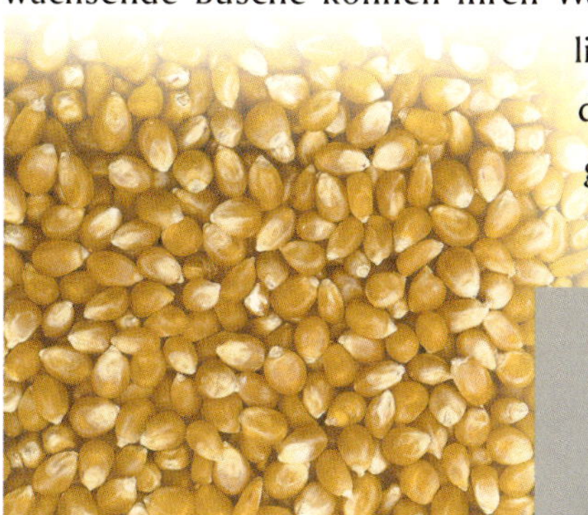

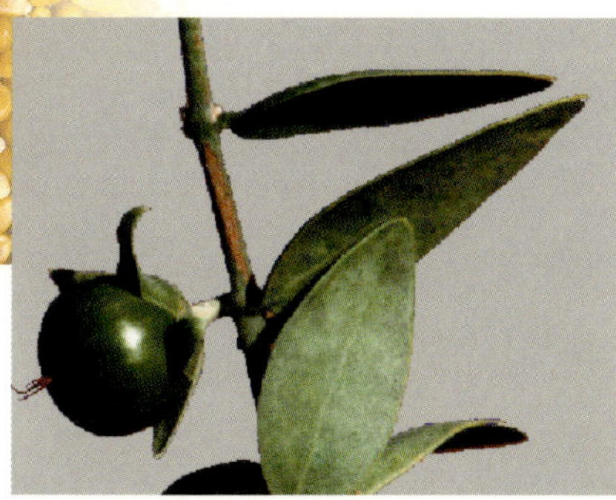

sind Jojoba-Farmen auf Bewässerungssysteme angewiesen, welche die Pflanzen in den ersten zwei Jahren mit Wasser versorgen. Unter bestmöglichen Boden- und Wetterbedingungen haben die Wurzeln dann eine solche Tiefe erreicht, dass die Jojobapflanzen – genau wie ihre wilden Schwestern – unabhängig werden.

Im dritten Jahr tragen die Pflanzen die ersten Blüten, und Ernte und Ölgewinnung der Früchte (Nüsse) kann jeweils im Juli beginnen. Die Nüsse werden gesammelt und geöffnet. Um das geruchsfreie, gelbliche Flüssigwachs oder „Öl“ zu gewinnen, werden die Samen entnommen und anschließend kaltgepresst. (Bei Kaltpressung liegt der Ertrag bei etwa 40 % des Saatgutgewichtes.)

Unterschiedliche Qualitäten

Das Öl der Jojobanuss ist einzigartig. Andere Öle – sowohl pflanzliche als auch tierische – sind hitzeempfindlich und werden nach einer gewissen Zeit ranzig. Nicht so das Jojobaöl. Es ist ja auch, wie schon bemerkt wurde, gar kein Öl, sondern ein flüssiges Wachs. Keine andere Pflanze ist bekannt, deren Samen flüssiges Wachs in größeren Mengen enthalten. Außerdem enthält Jojobaöl Vitamin A, das die natürlichen Hautfunktionen fördert, Vitamin E für die Zellerneuerung und Vitamin F zur Abwehrstärkung der Haut.

In der Zusammensetzung ähnelt es dem hauteigenen Fett (Sebum) und wird deshalb schnell von der Haut aufgenommen. Das macht es zu einem hervorragenden natürlichen Hautpflege- und Heilmittel, welches inzwischen so begehrt ist, dass sich der Anbau von Jojobasträuchern in den letzten Jahrzehnten weltweit vervielfacht hat.

Eine Nebenerscheinung dieser Entwicklung ist, dass das Jojobaöl heute in den verschiedensten Qualitäten auf dem

Markt ist. Wichtig ist deshalb, beim Einkauf auf folgende Kriterien zu achten:

- Nur das kaltgepresste Öl weist alle wichtigen Inhaltsstoffe auf. Es ist außerdem frei von Hexan und Heptan (Bestandteile von Leichtbenzin), zwei Chemikalien, die bei anderen Arten der Ölgewinnung als Lösungsmittel eingesetzt werden und auf Ihrer Haut absolut nichts zu suchen haben.
- Das von den Indianern gewonnene Öl aus wild wachsenden Beständen der Sonorawüste ist anderen Sorten vorzuziehen, da es nicht mit Chemikalien und anderen Mitteln zur Schädlingsbekämpfung überfrachtet ist. Aus demselben Grund ist Plantagenöl aus biologischem Anbau ebenfalls akzeptabel .
- Reine, unverfälschte und ungestreckte Naturprodukte haben ihren Preis. Aber es lohnt sich, danach zu suchen – Ihre Haut wird es Ihnen vielfach danken!

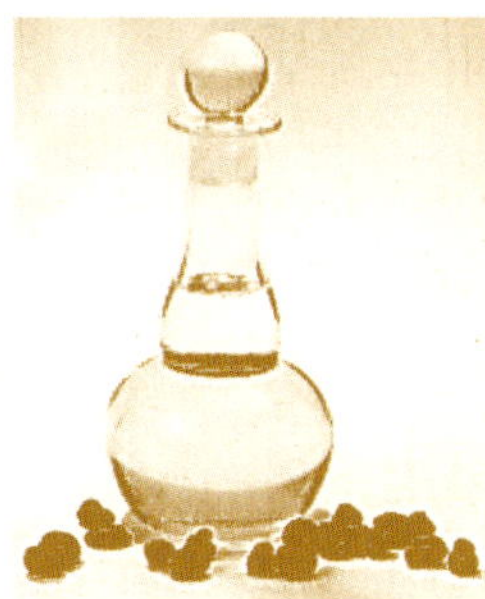

Medizinische Wirksamkeit

Altbewährte Indikationen

Die Indianer und Azteken, Ureinwohner der Sonorawüste, in der der Jojobastrauch beheimatet ist, kannten seine vielfältigen Anwendungsmöglichkeiten schon seit Urzeiten. Sie sammelten die Nüsse der wild wachsenden Büsche, um sie zu zerstampfen, Brot aus ihnen zu backen und ein kaffeeähnliches Getränk herzustellen. Das Öl, das sie bezeichnenderweise „flüssiges Gold“ nannten, benutzten sie zum Heilen und Desinfizieren von Wunden sowie zur Haut- und Haarpflege. In seinem Buch „Jojoba“ stellt Dr. Hermann Ehmann alte indianische „Rezepte“ zum Gebrauch von Jojobaöl vor, die von Missionaren überliefert wurden:

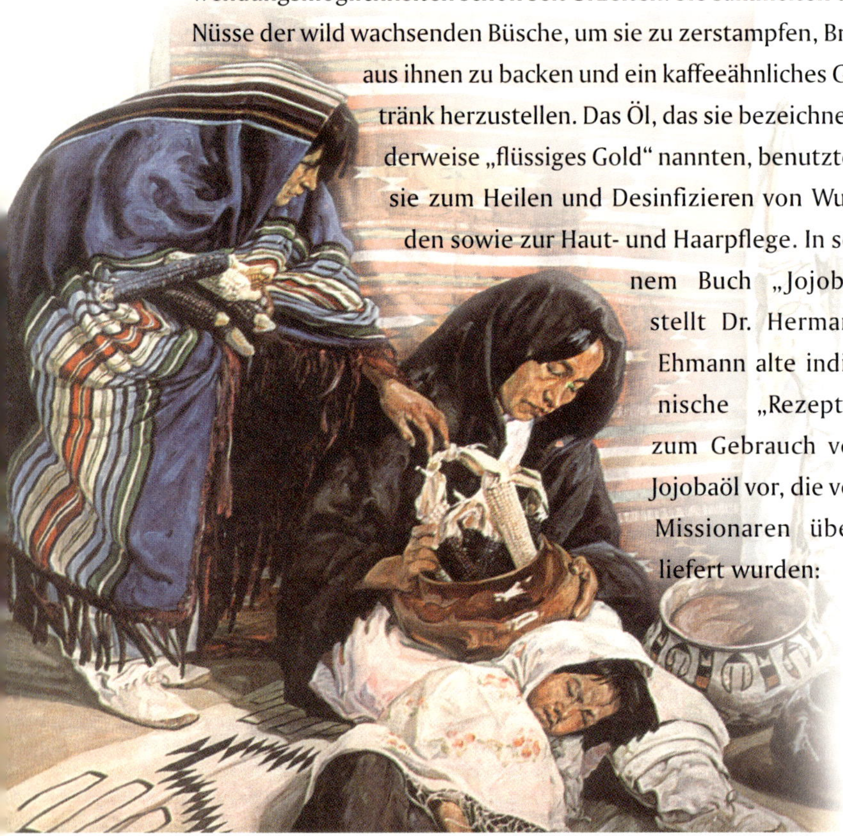

- „Bei unreiner Haut oder Juckreiz salbe dich täglich dreimal mit dem Öl des Jojobastrauches. Es saugt die schädlichen Stoffe aus deinem Körper und lässt deine Haut stark und straff werden.“
- „Wasche dein Haar mit kaltem fließendem Wasser und dem Öl des Jojobastrauches, und es wird in hellem Glanz erstrahlen.“

Aktuelle wissenschaftliche Studien

Das „flüssige Gold“ der Indianer – das Jojobaöl – hat in der heutigen Zeit erneut seinen Wert bewiesen. In den 1970er Jahren begann die Wissenschaft, sich seiner anzunehmen und es auf seine Verwendbarkeit zu untersuchen.

Mehr als 200.000 Kilogramm wild wachsende Nüsse wurden damals von den Indianern gesammelt und für Forschungszwecke zur Verfügung gestellt. Was die Ureinwohner des amerikanischen Kontinents schon vor Hunderten von Jahren wussten, wurde nun wissenschaftlich getestet, erprobt und belegt. Anhand von Labortests, medizinischen Studien, individuellen Erfahrungsberichten und industriellen Tests konnte die vielseitige Nutzbarkeit des Jojobaöls bestätigt werden. Sein Einsatzspektrum reicht vom industriellen Gebrauch bis zur Verwendung in der Kosmetik und Naturheilkunde.

Forschungsberichte

Wie sich in Analysen gezeigt hat, enthält Jojoba Tocopherole (ein Bestandteil von Vitamin E). Jojoba hat aber auch vorbeugend einen hervorragenden kosmetischen Effekt, indem es Haut und Haare gesund erhält. Das neutrale Öl verleiht der Haut einen seidigen Glanz und ist ideal zur Lippenpflege...

Ein weiterer wichtiger Effekt von Jojoba ist, dass es die Haut wirksam gegen Sonneneinstrahlung schützt. Unsere Versuche haben ergeben, dass es einen Lichtschutzfaktor von drei bis vier hat...

Damit aber nicht genug: Studien haben gezeigt, dass Hautpusteln, Akne und sogar die lästige Psoriasis vielfach auf eine Behandlung mit Jojoba ansprechen. Unerwünschte Nebenwirkungen waren hingegen auch bei Dauergebrauch über mehrere Monate hinweg nicht zu beobachten...

Hinds und seine Mitarbeiter fanden anhand von Blutuntersuchungen sogar heraus, dass Personen, die mit Jojobaöl behandelt worden waren, einen höheren natürlichen Penicillingehalt im Serum aufwiesen als Vergleichspersonen und damit besser gegen Krankheiten geschützt waren."
(Anina Yaron, Institut für angewandte Forschung,
Ben-Gurion-Universität Negev/Israel)

*

„Anhand von Versuchen an Kaninchen in Neuseeland konnte eindeutig festgestellt werden, dass Jojoba äußerst hautfreundlich ist und sogar die Gesamtcholesterinwerte im Blut um 40% senkt."
(Journal of the American College of Toxicology 11,1/1992)

*

„Das Jojobaöl ist die ideale Basis für natürliche Kosmetikprodukte wie Cremes oder Lotionen. Von normalem Gemüseöl und tierischen Fetten unterscheidet es sich fundamental. Es ist absolut rein, geschmacksneutral und kann nicht ranzig werden. Von daher ist es ein hervorragender Grundstoff für ganz verschiedene Industriezweige...

Auch für den Bereich der Pharmakologie ist Jojobaöl besonders wertvoll. Forschungen haben ergeben, dass es Tannine (das sind sekundäre Pflanzenschutzstoffe) und zahlreiche wertvolle Proteine (Eiweiße) enthält. Man fand unter anderem Lysin, Leucin, Isoleucin, Phenylalanin und Methionin."
(Jaime Wisniak, Institut für angewandte Forschung,
Ben-Gurion-Universität Negev/Israel)

*

„Erfahrungsberichte aus den USA weisen auf die lindernde und in manchen Fällen sogar heilende Wirkung des Jojobaöls bei den verschiedenen Formen von Akne hin. Der Jojoba-Experte J. Wisniak berichtet: ‚Im Gegensatz zu vielen anderen Ölen fettet Jojoba die Haut nicht zusätzlich, sondern zieht sofort ein, pflegt die entzündeten Hautschichten von innen und entzieht dem Körper somit den Entzündungsherd. Die Haut kann sich selbst regenerieren.'"
(Dr. H. Ehmann, *Jojoba*)

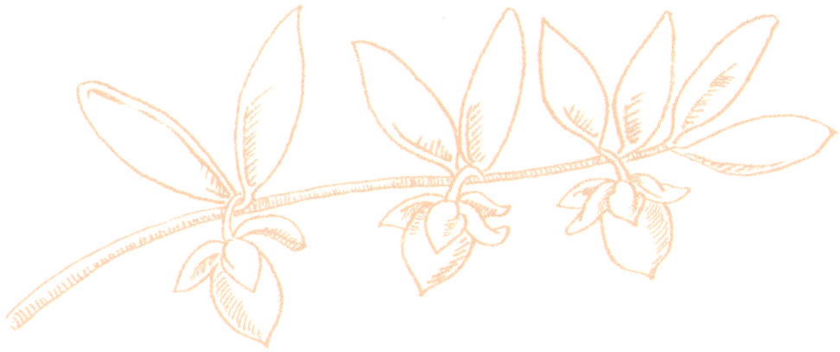

Natürlicher Sonnenschutz

Der natürliche Lichtschutzfaktor des Jojobaöls liegt bei etwa zwei bis vier, was es zu einem idealen Sonnenschutzmittel macht, das die Haut ohne schädliche Chemikalien vor der ultravioletten Strahlung schützt und sie dabei auch noch pflegt. Außerdem hält es den natürlichen Feuchtigkeitsschutz der Haut aufrecht oder baut ihn, wenn er zerstört ist, wieder auf.

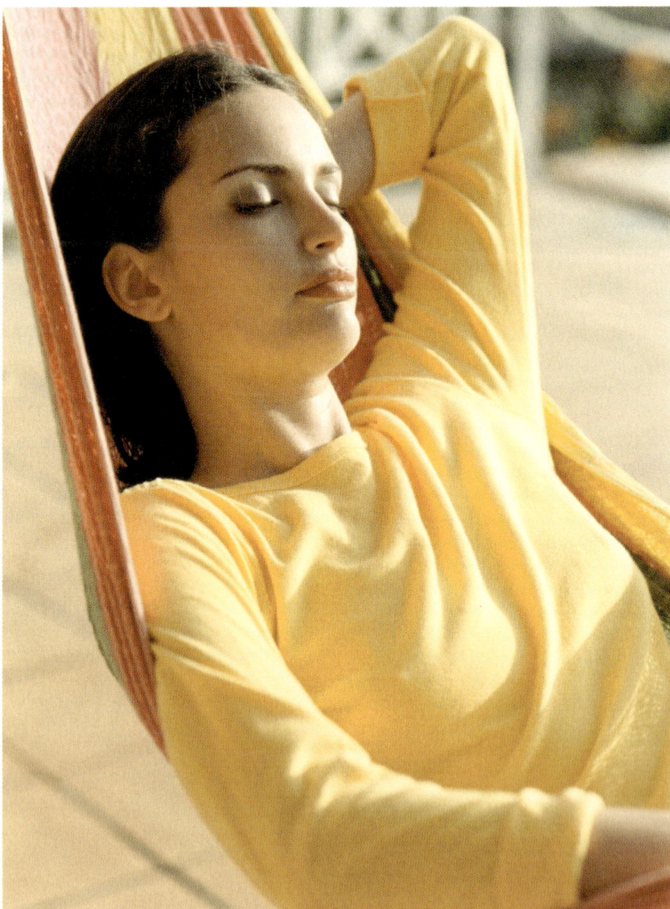

Hautkrebs

Die vorbeugende und heilende Wirkung des Jojobaöls bei Hautkrebserkrankungen wird derzeit ausführlich untersucht, aber es sind noch keine gesicherten Erkenntnisse vorhanden.

Kosmetik und Körperpflege

In seiner Zusammensetzung dem hauteigenen Sebum sehr ähnlich wird Jojobaöl von der Haut hervorragend vertragen. Es ist sehr fein und dünnflüssig und dringt bis in die tieferen Hautschichten vor, wo es den Stoffwechsel anregt und damit eine raschere Zellerneuerung ermöglicht. Es eignet sich vorzüglich als Massageöl, Badeöl und Duschgel und wird als Grundstoff für die verschiedensten Hautpflegemittel genutzt.

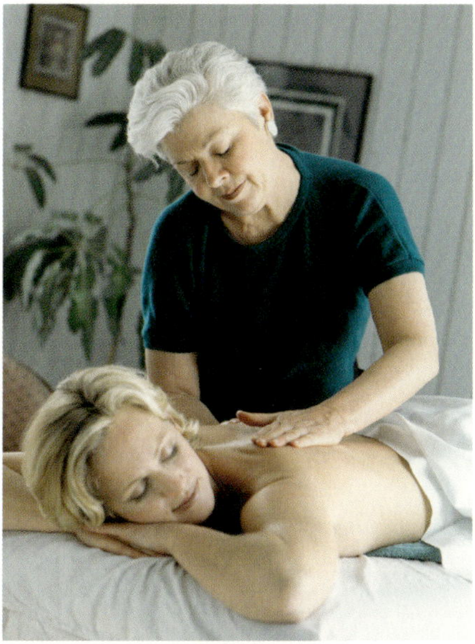

Vielfältige Verwendung

Neben seinem Einsatz als Heilmittel gewinnt das Jojobaöl als natürliches Hautpflegemittel und Kosmetikum zunehmend an Bedeutung. Wer seine Wirkung einmal erlebt hat, weiß warum.

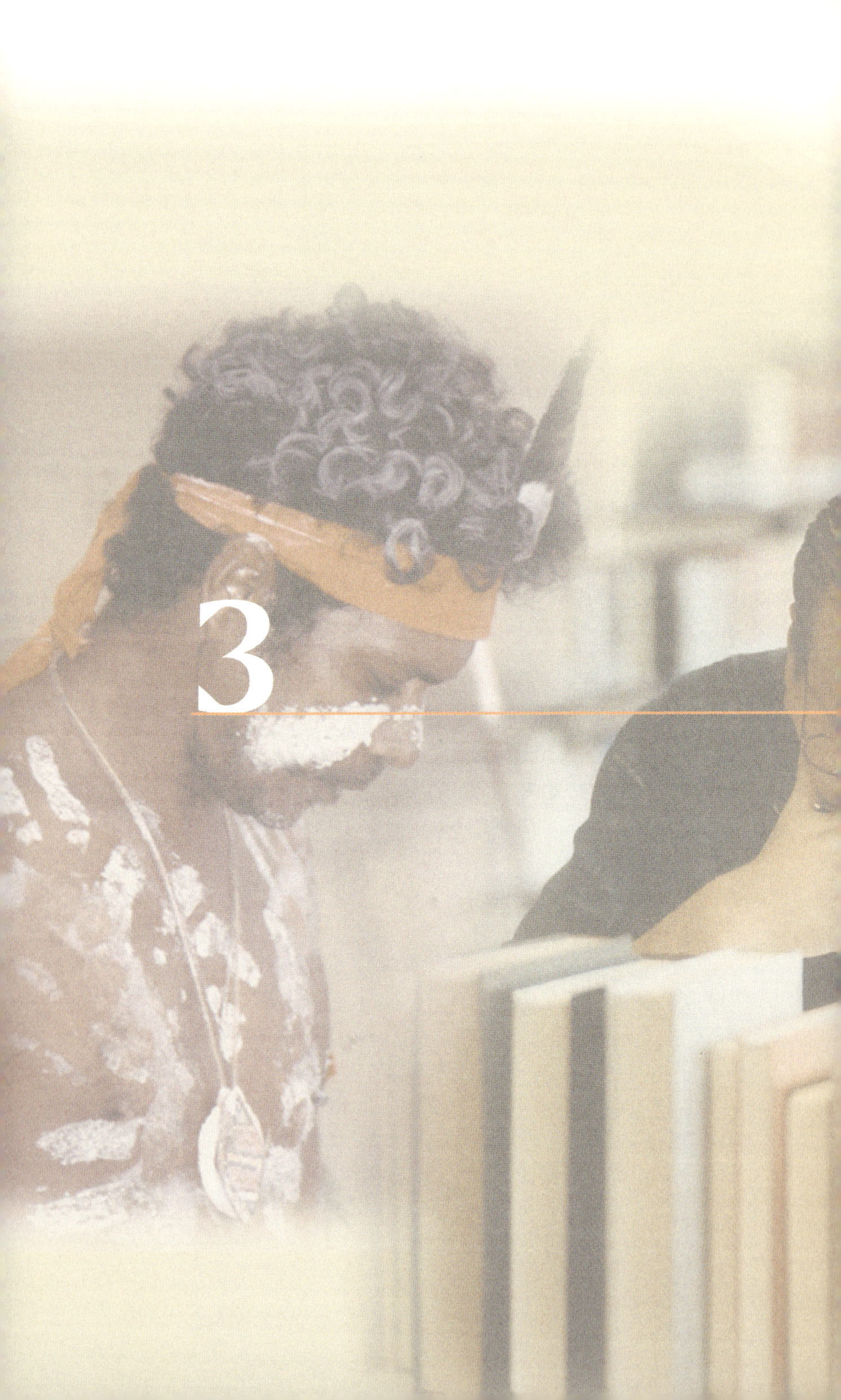

3

Die geniale Kombination: Melaleuka in Jojobaöl

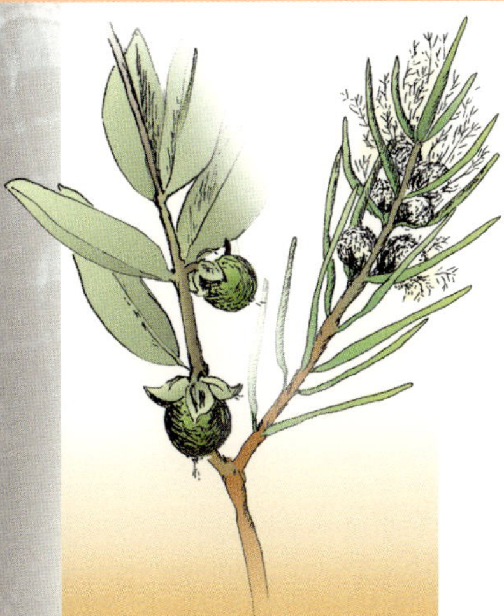

Wirksamkeit des Melaleukaöls

In der heutigen Zeit gibt es das Öl von Melaleuka alternifolia, dem Teebaum, in jedem Bioladen, jedem Reformhaus und jeder Apotheke zu kaufen.

Seine antiseptischen und heilenden Eigenschaften haben sich herumgesprochen und ein Fläschchen mit der goldgelben

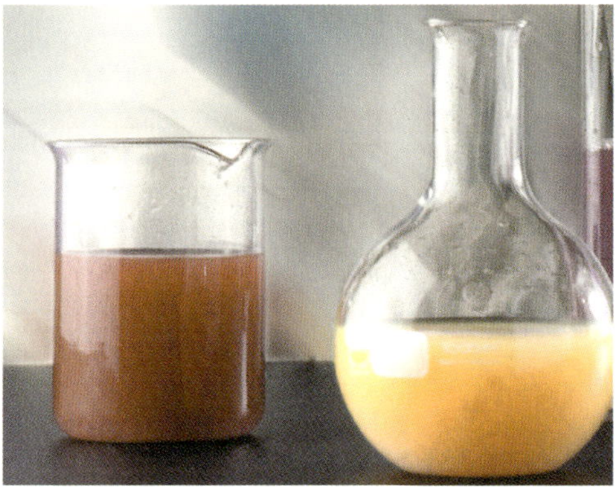

Flüssigkeit gehört zum Grundstock vieler Hausapotheken. Teebaumöl wird gegen die verschiedensten Beschwerden erfolgreich angewendet, ist Bestandteil vieler Kosmetika und Heilmittel, und eine große Anzahl von Büchern und Artikeln preisen seine vielfältige Wirksamkeit – die in den meisten Fällen leider nur begrenzt zum Tragen kommt.

Denn: Die Kraft des Teebaumöls beruht auf einer breit gefächerten Palette von Wirkstoffen, die bei der wilden, im Ursprungsland wachsenden Pflanze genau im richtigen Verhältnis stehen. Schon eine kultivierte Pflanze aus derselben Region besitzt nicht mehr diese fein ausgewogene Wirkstoffmischung – und deshalb auch nicht mehr dieselbe Heilkraft. Stammt die Plantagenpflanze sogar aus einem anderen Land, ist ihre Wirksamkeit stark gemindert oder verändert. Es genügt jedoch nicht, nur Öle von wild wachsenden australischen Pflanzen zu verwenden, denn bei unsachgemäßer Handhabung kann sich auch deren Heilkraft nicht vollständig entfalten. Woran liegt das?

Weisheit der Aborigines

Am Anfang dieses Buches wurde berichtet, dass sich die Aborigines, die Ureinwohner Australiens, die heilende Kraft des Teebaums schon vor Tausenden von Jahren zunutze machten. Die Wasserdampfdestillation, mit deren Hilfe den Melaleukablättern das Öl entzogen wird, war ihnen noch nicht bekannt. Aber sie hatten eine andere Methode: Zur Hautbehandlung und Wundheilung packten sie eine Schicht der zerbröselten und gepressten Blätter auf die Haut und dichteten diese „Packung" mit einem Blätterverband oder einer warmen Lehm- oder Schlammschicht ab. So konnte das Öl seine Wirksamkeit entfalten.

Heute können wir über die Weisheit und Intuition dieses Naturvolkes staunen. Es scheint, als hätten die australischen Medizinmänner und weisen Frauen schon vor 40.000 Jahren eine bestimmte Eigenschaft dieses ätherischen Öls verstanden, die seine Wirksamkeit entscheidend beeinflusst und heute nur den wenigsten bekannt ist.

Eigenschaften des Melaleukaöls

Bisher ist es der Wissenschaft nicht gelungen, das gesamte Spektrum an Inhalts- und Wirkstoffen des Melaleukaöls zu identifizieren. Bekannt ist, dass seine ätherischen Substanzen verschiedene Flüchtigkeitsgrade besitzen. Wird das Öl auf die Haut aufgetragen, verdunsten aufgrund der Hautwärme zunächst die leicht flüchtigen, dann die mittelflüchtigen und zum Schluss die schwer flüchtigen Komponenten – und mit jeder Komponente, die verdunstet, ändert sich natürlich die Zusammensetzung des Öls.

Die volle Wirksamkeit des Melaleukaöls hält deshalb nur kurze Zeit nach dem Auftragen auf die Haut an. Schon nach einer Weile können die leicht flüchtigen ätherischen Stoffe nicht mehr voll wirken – sie sind zum Teil verdunstet. Und was die Sache noch schlimmer macht: Beim Verdunsten nehmen die ätherischen Komponenten körpereigene Flüssigkeit mit. Diese entziehen der Haut ihre Feuchtigkeit und sie trocknet aus.

Der Blätterverband der Aborigines verhinderte beides: Alle Inhaltsstoffe des Öls konnten über Stunden ihre Wirksamkeit entfalten und auch die Hautfeuchtigkeit blieb erhalten. Zusätzlich verstärkte die Wärmeentwicklung noch die Kraft des Öls – durch die geöffneten Poren konnte es schneller und tiefer eindringen.

Nun scheint es keine besonders gute Idee zu sein, sich jedes Mal, wenn man Teebaumöl anwendet, mit einem Blattverband zu versehen. Eine andere Empfehlung lautet daher: „Ätherische Öle werden schnell vom Körper aufgenommen, gehen allerdings auch ziemlich schnell wieder verloren. Es ist daher zu empfehlen, Behandlungen in kürzeren Abständen zu wiederholen“ (*Gesund und fit durch Teebaumöl*, Moewig Verlag). Doch um die Wirksamkeit auch der flüchtigsten Komponenten zu gewährleisten, könnte man sich nicht oft genug einreiben – und würde außerdem große Mengen des kostbaren Öls benötigen. Was kann man also tun?

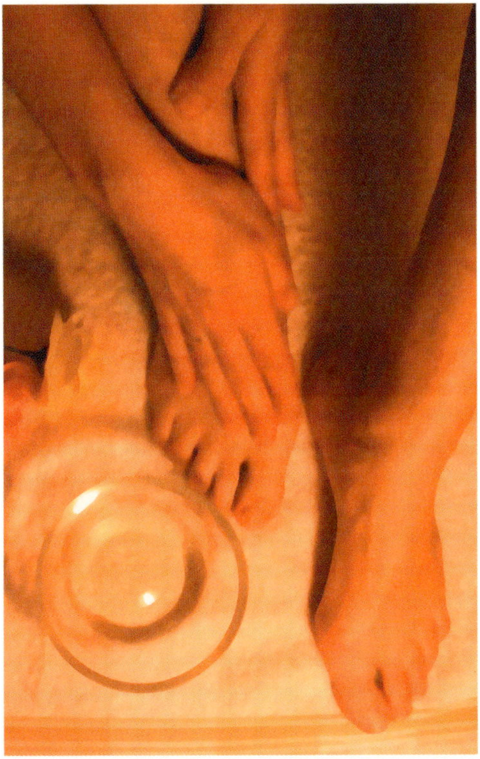

Die geniale Kombination

Die Lösung ist, wie die meisten genialen Lösungen, bestechend in ihrer Einfachheit: Das „neue australische Gold“ und das „flüssige Gold“ der Indianer und Azteken gehen eine Partnerschaft ein.

Diese so einfach klingende Lösung ist allerdings extrem aufwändig in der Ausführung und fordert ein kompliziertes Spezialverfahren: Australisches Teebaumöl und kalifornisches Jojobaöl werden unter Einsatz von frequenzvariiertem Ultraschall bei gleichzeitig gekreuzten pulsierenden Magnetfeldern unter Temperaturkontrolle molekular optimal gemischt. Dieses Verfahren verstärkt und optimiert die heilende Wirkung der beiden „Partner“ – fürwahr eine fruchtbare Beziehung!

Das Jojobaöl, das ja in Wirklichkeit kein Öl, sondern ein Flüssigwachs ist, ähnelt in seiner Zusammensetzung sehr stark dem hauteigenen Fett oder Sebum. Es besitzt die Fähigkeit, sich als hauchdünner Film auf der Haut auszubreiten und sehr schnell in die tieferen Hautschichten vorzudringen. Wird es mit einem ätherischen Öl, zum Beispiel dem Melaleukaöl, gemischt, schleust es dieses sozusagen mit unter die Haut ein. Die Wirkstoffe des Teebaumöls erreichen auf diese Weise sofort die tieferen Hautschichten und werden dort von der Haut vor dem Verdunsten geschützt. Die gesamte Wirkstoffpalette kann sich, unterstützt von den hautpflegenden Eigenschaften des Jojobaöls, stetig entfalten.

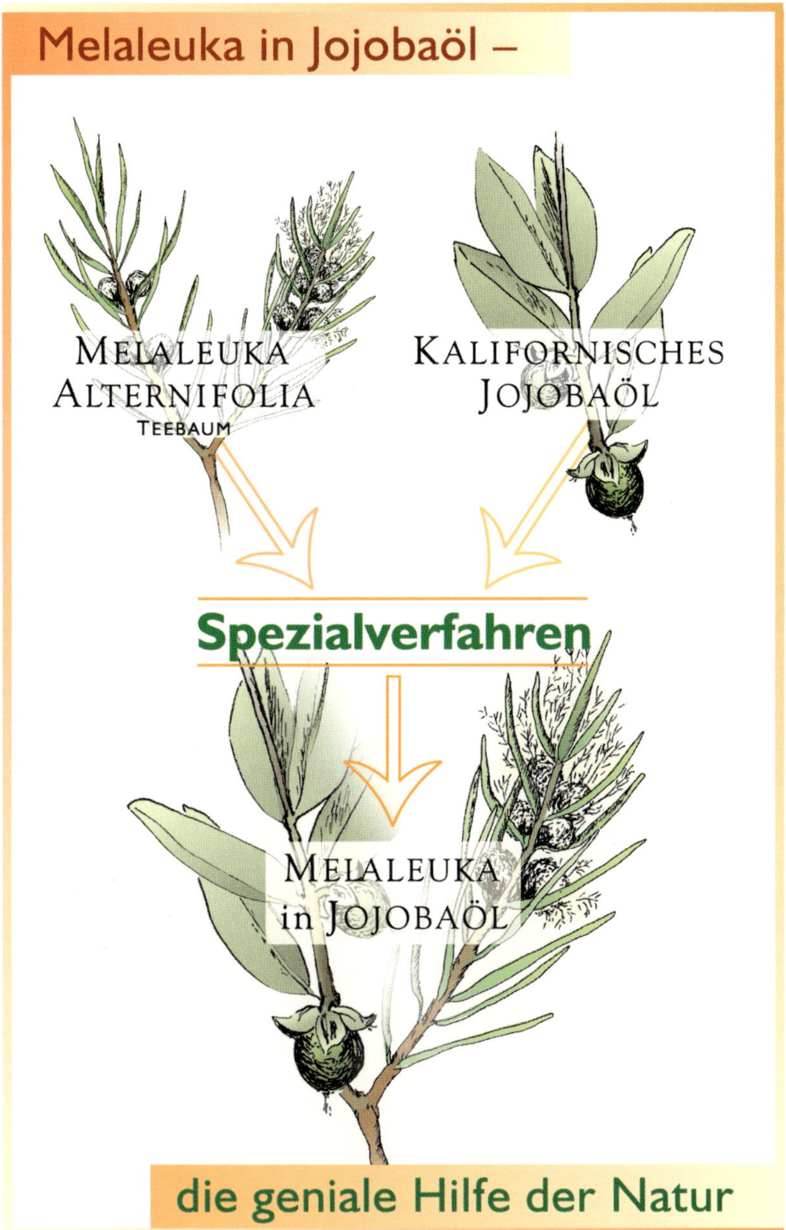
Melaleuka in Jojobaöl –
Melaleuka Alternifolia
Teebaum
Kalifornisches Jojobaöl
Spezialverfahren
Melaleuka in Jojobaöl
die geniale Hilfe der Natur

Auch alle anderen Anwendungsformen profitieren von dieser Kombination:

- Beim Inhalieren dringt das Öl wegen der Eigenschaft des Jojobaöls, sich schnell auszubreiten, besser in die Schleimhäute ein.
- Bei der Verwendung von Salben und Cremes gilt dasselbe wie beim Einreiben.
- Wird die Mischung als Badezusatz verwendet, kann sogar auf zusätzliche Emulgatoren, die das Öl wasser-

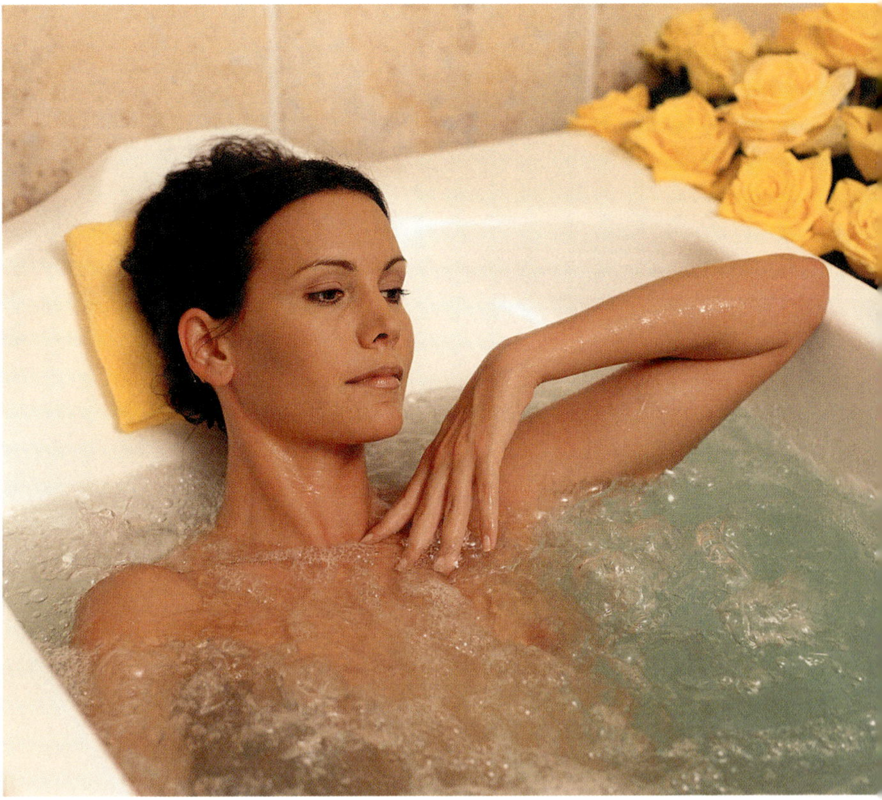

löslich machen, verzichtet werden. Das Jojobaöl sorgt für eine gleichmäßig feine Verteilung der Mischung im Badewasser.

- Auch bei Spülungen, Sitz- und Fußbädern, bei der Zahnpflege, dem Gurgeln, Kompressen und Umschlägen trägt das Jojobaöl dazu bei, dass eine höhere Konzentration von aktivem Melaleuka wirksam werden kann.

Und nicht zuletzt ergänzen sich Jojoba- und Teebaumöl in ihrer Wirkung ganz wunderbar. Jojoba pflegt und nährt die Haut von innen, hindert sie am Austrocknen und unterstützt ihre natürlichen Funktionen. Melaleuka wirkt nachweislich gegen Entzündungen, Pilze, Juckreiz, Bakterien und bei Verbrennungen, Wunden, Insektenstichen, Schmerzen und Hautreizungen. Gemeinsam können sie auf sanfte, nachhaltige Weise die Gesundheit und das Gleichgewicht von Haut und Schleimhäuten wiederherstellen und aufrechterhalten.

4

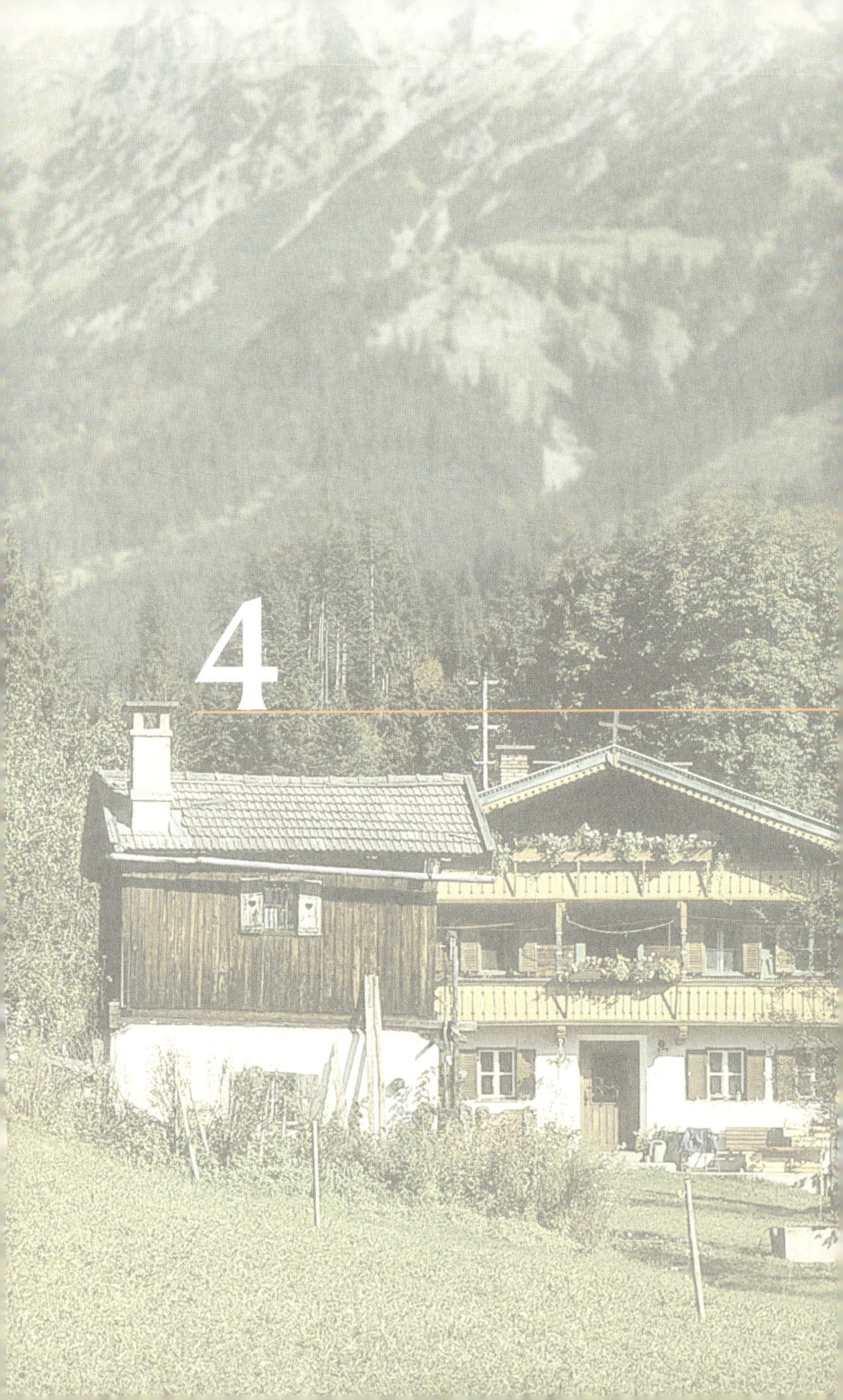

Anwendungen bei Mensch, Tier, Pflanze und im Haushalt

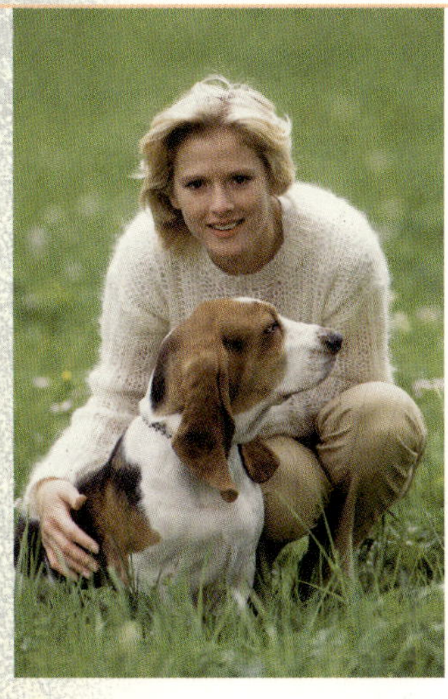

Melaleuka in Jojobaöl – Anwendungen

Wohl kein anderes ätherisches Öl hat so vielfältige Anwendungsmöglichkeiten wie das Teebaumöl. Seit seiner Entdeckung durch die Wissenschaft und seinem anschließenden Siegeszug um die Welt ist es millionenfach erprobt und auf verschiedenste Weise genutzt worden. Sein breites Anwendungsspektrum bei

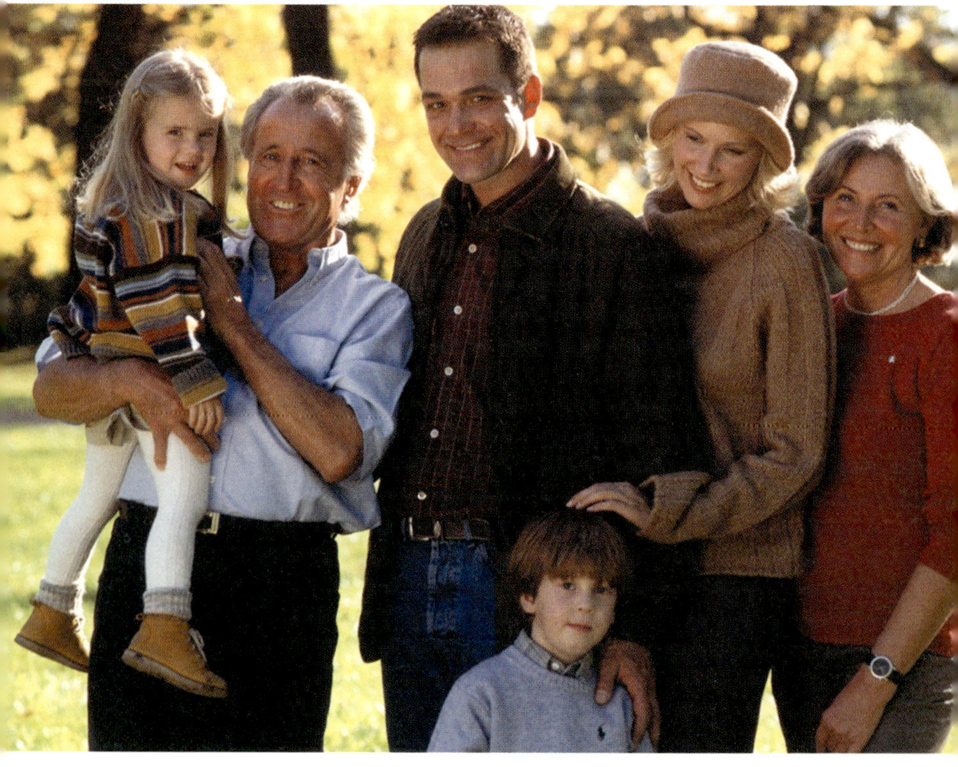

Mensch, Tier und sogar Pflanze zeugt von seiner Vielseitigkeit. In Kombination mit dem Jojobaöl kann das Teebaumöl, wie schon im vorherigen Kapitel besprochen, seine Wirksamkeit optimal entfalten.

Anwendungen beim Menschen

Das Teebaumöl ist ein echtes Heilmittel, das bei den verschiedensten Beschwerden schnell und nachhaltig Besserung bringt. In Kombination mit Jojobaöl ist es noch wirksamer und wertvoller, und sein besonderer Vorzug ist, dass es bei äußerlicher Anwendung keine Nebenwirkungen mit sich bringt. Es kann also auch von Laien unbedenklich angewendet werden. Allerdings gilt es, Folgendes zu beachten:

Bei der Selbstbehandlung sollten Sie Melaleuka in Jojobaöl stets nur äußerlich anwenden, also

- zum Auftragen
- als Desinfektionsmittel
- zum Einreiben / für Massagen
- als Kompresse
- als Bade- oder Duschzusatz
- als Inhalation oder Dampfbad
- als Sitzbad oder Waschung
- als Tamponage
- als Mundspülung

- als Haarwasser oder Shampoo
- zur Aromatherapie
- als Hautcreme

Anwendungsformen

In der obigen Liste ist schon auf die verschiedenen Anwendungsformen von Melaleuka in Jojobaöl hingewiesen worden. Hier folgen die genauen Anleitungen:

Auftragen

Ist der betroffene Hautbereich klein, wie z.B. bei Wunden, Insektenstichen oder Pickeln, kann Melaleuka in Jojobaöl direkt aufgetragen werden. Ein paar Tropfen genügen. Sie werden sehen, wie schnell die Mischung von der Haut aufgenommen wird – und wie schnell die Linderung eintritt.

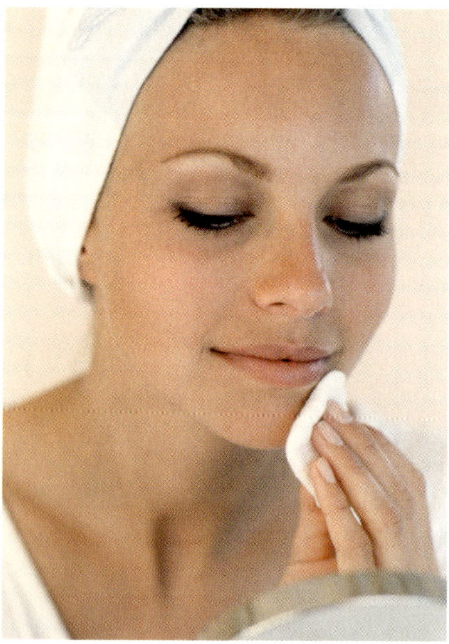

Einreiben / Massage

Bei Muskelschmerzen und Verspannungen ist Melaleuka in Jojobaöl das Mittel der Wahl. Die Mischung lindert Schmerzen, fördert die Entspannung und eignet sich vorzüglich als Massageöl oder für großflächige Einreibungen. Um die Entspannung zu vertiefen, können Sie Melaleuka in Jojobaöl auch mit einem Duftöl (Lavendel, Rose, Bergamotte) anreichern.

Kompresse / Umschlag

Um die Tiefenwirkung der aktiven Heilstoffe von Melaleuka und Jojoba noch zu verstärken, können Sie Melaleuka in Jojobaöl auch als Kompresse anwenden. Tauchen Sie ein Leintuch in heißes Wasser und geben Sie ein paar Tropfen Melaleuka in Jojobaöl darauf. Bedecken Sie damit den betroffenen Körperbereich. Um die Wärme länger zu halten, umwickeln Sie das Ganze mit einem Handtuch. Diese Art der Anwendung lindert Muskel- und Krampfschmerzen, Juckreiz und Entzündungen.

Bade- oder Duschzusatz

Für ein Vollbad geben Sie 10 bis 20 Tropfen Melaleuka in Jojobaöl in eine Wanne mit warmem Wasser und baden 20 Minuten darin. Ein solches Ölbad fördert die Durchblutung und wirkt bei Hautproblemen wie Abszessen, Ekzemen, Juckreiz, Krätze, Psoriasis und Sonnenbrand. Gelenkbeschwerden wie Arthritis oder Arthrose können durch ein solches Bad gelindert werden.

Zur Vorbeugung von Erkältungen empfiehlt sich ein 10-minütiges heißes Bad (bis zu 40° C) – danach kalt abduschen und ins Bett. Das regt die Abwehrkräfte an und hemmt Entzündungen. Die aufsteigenden Dämpfe wirken gleichzeitig als Inhalation auf Bronchien, Lunge und Nebenhöhlen. Damit der Körper den Reiz gut verarbeiten kann, ist es wichtig, sich nach einer solchen Behandlung mindestens eine Stunde hinzulegen.

Wenn Sie sich vor dem Duschen mit der Ölmischung einreiben, sie dann mit heißem Wasser und einem Schwamm abspülen und zum Schluss heiß nachduschen, erzielen Sie dieselbe Wirkung.

Inhalation / Dampfbad

Bei Erkältungen der Atemwege mit Halsentzündungen und -schmerzen, Husten, Bronchitis und Entzündungen der Nebenhöhlen empfiehlt sich eine Inhalation oder ein Dampfbad mit Melaleuka in Jojobaöl. Geben Sie 5 bis 15 Tropfen Melaleuka in Jojobaöl in einen Inhalator oder eine Schüssel mit heißem Wasser. Legen Sie, wenn Sie eine Schüssel benutzen, ein großes Handtuch über den Kopf, damit der Dampf nicht entweichen kann. Dann inhalieren Sie den aufsteigenden Dampf 5 bis 10 Minuten lang.

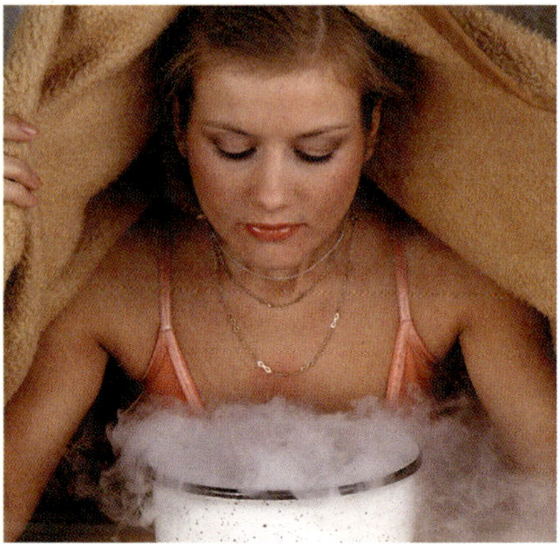

Auch bei Akne oder zur antiseptischen Tiefenreinigung der Gesichtshaut ist ein solches Dampfbad zu empfehlen. Es öffnet die Poren, Unreinheiten werden beseitigt, und gleichzeitig können die aktiven Inhaltsstoffe von Melaleuka in Jojobaöl ihre heilende Wirkung entfalten.

Sitzbad / Waschung

Zur Behandlung von Weißfluss und Herpes im Genitalbereich empfehlen sich Sitzbäder oder Waschungen mit Melaleuka in Jojobaöl. Für ein Sitzbad füllen Sie eine große Waschschüssel mit warmem Wasser und fügen 10 bis 20 Tropfen Melaleuka in Jojobaöl hinzu. Das Bad kann bis zu 20 Minuten dauern. Hinterher mit warmem Wasser abwaschen und frottieren.

Bei denselben Beschwerden können Sie auch eine Waschung durchführen. Dafür mischen Sie warmes Wasser und 20 Tropfen

Melaleuka in Jojobaöl am besten in einer Kanne und führen die Waschung mit einem Waschlappen durch.

Auch bei Grippe mit Fieber und Bettlägerigkeit sind Waschungen zu empfehlen. Dabei kann der ganze Körper des Kranken mit warmem Wasser und einigen Tropfen Melaleuka in Jojobaöl abgewaschen werden. Danach gut zudecken und ruhen.

Tamponage

Diese Anwendungsform hat sich bei vaginalen Entzündungen, Eierstockzysten und Mykosen bewährt. Tränken Sie einen Tampon in einer Lösung aus 80% Wasser und 20% Melaleuka in Jojobaöl. Führen Sie den Tampon ein und lassen Sie die Mischung 3 bis 4 Stunden einwirken. Eine Woche lang täglich wiederholen.

Mundspülung

Bei Zahnfleischbluten oder Entzündungen der Mundschleimhaut wirken regelmäßige Spülungen mit Melaleuka in Jojobaöl lindernd und bei längerer Anwendung auch heilend. Geben Sie 5 bis 10 Tropfen Melaleuka in Jojobaöl in ein Glas warmes Wasser und spülen Sie die Mundhöhle gründlich damit durch. Anschließend ausspucken, nicht schlucken! Auch zur Linderung von Zahnschmerzen können Sie Spülungen mit Melaleuka in Jojobaöl durchführen oder das Öl direkt auf die schmerzende Stelle auftragen. Den Rest erledigt dann der Zahnarzt.

Haarwasser / Shampoo

Als Mittel gegen Schuppen und zur Haarpflege massieren Sie Melaleuka in Jojobaöl einmal täglich auf die Kopfhaut. Nehmen

Sie sich etwas Zeit, den gesamten Schädelbereich kräftig mit den Fingerspitzen durchzuarbeiten – das kennen Sie sicher von der Haarwäsche beim Friseur. Die vermehrte Durchblutung der Kopf-

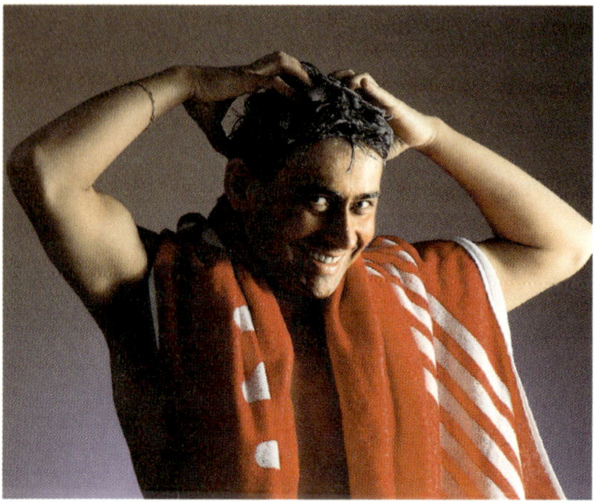

haut verstärkt die Wirkung von Melaleuka in Jojobaöl, entspannt und regt außerdem das Haarwachstum an.

Sie können auch ein Shampoo mit Melaleuka in Jojobaöl herstellen. Es kräftigt die Haare, macht sie weich und glänzend und ist ein probates Mittel bei Schuppen und sogar bei Kopfläusen. Für ein solches Shampoo geben Sie 30 bis 50 Tropfen Melaleuka in Jojobaöl in 100 ml Haarwaschmittel.

Aromatherapie

Geben Sie Wasser und einige Tropfen Melaleuka in Jojobaöl in einen Verdampfer oder eine Aromalampe. Die Luft wird von Keimen freigehalten und das Einatmen der Dämpfe stärkt zugleich das Immunsystem. Eine gute Maßnahme auch in Krankenzimmern – besonders wenn der Patient an einer ansteckenden Krankheit wie Masern oder Husten leidet

Durch Zugabe weiterer Aromaöle können Sie die Heilwirkung je nach Bedarf erweitern:

- **Bei Erkältungen** mit Eukalyptus-, Rosmarin-, Fenchel- und/oder Salbeiöl

- **Zur Luftreinigung** mit Orangen- und Zitronengrasöl
- **Zur Beruhigung** mit Lavendel-, Rosen- und/oder Orangenöl
- **Zur Insektenabwehr** mit Eukalyptus-, Lavendel- und Zitronengrasöl

Hautcreme

Zur Gesichtspflege können Sie Ihrer üblichen Hautcreme morgens und abends 12 Tropfen Melaleuka in Jojobaöl zufügen. Diese Mischung wirkt gegen Hautreizungen, Akne und Entzündungen.

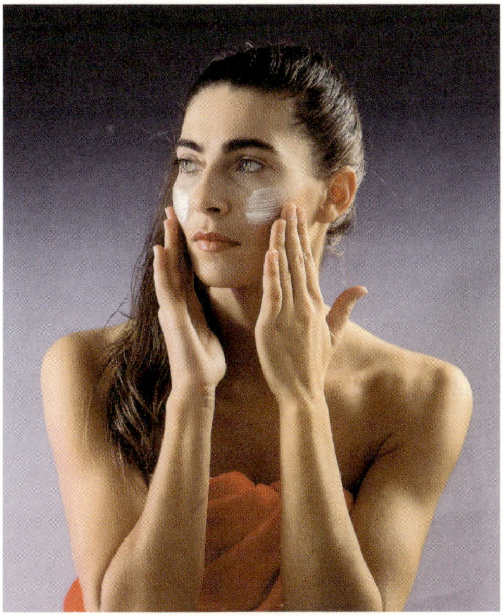

Zur Ganzkörperbehandlung mischen Sie einfach Körpercreme mit Melaleuka in Jojobaöl. Gut gegen Juckreiz, Hautentzündungen, Krätze, Sonnenbrand und bei kleinen Wunden und Kratzern sowie zur Schmerzlinderung bei Krampfadern und Hämorrhoiden.

Anwendungen in alphabetischer Reihenfolge

Man kann es kaum glauben, bei wie vielen verschiedenen Beschwerden und Krankheiten Melaleuka in Jojobaöl eingesetzt werden kann! Die Aufzählung erscheint schier endlos...

Das ist kein Wunder, wenn man sich einmal die verschiedenen Heilungseigenschaften vergegenwärtigt. Zur Erinnerung: Bei äußerer Anwendung wirkt die Mischung desinfizierend, antibakteriell, pilzabtötend, entzündungshemmend, schmerzlindernd, juckreizmildernd und adstringierend – und all das ohne irgendwelche Nebenwirkungen, sondern mit dem zusätzlichen Bonus, dass sie die Funktionen von Haut und Schleimhäuten ausgleicht. Deshalb können Sie dieses „Wundermittel" auch unbedenklich – nur äußerlich – selbst anwenden, wenn Sie die richtigen Dosierungen wie in diesem Buch beschrieben einhalten.

Trotzdem ist es natürlich wichtig, bei unklaren, anhaltenden oder wiederkehrenden Beschwerden Ihren Arzt oder Heilpraktiker aufzusuchen. Denn: In seltenen Fällen kann sich hinter einem unscheinbaren Symptom eine schwerere Erkrankung verbergen.

Doch nun zu den Anwendungen:

Abszesse

Bei einem Abszess entsteht eine kleine oder größere Eiteransammlung unter der Haut, die sich als Schwellung, Rötung und kleine Eiterpustel erkennbar macht. Melaleuka in Jojobaöl dringt durch die Haut bis zum Infektionsherd vor, zersetzt den Eiter und wirkt antibiotisch. Tragen Sie mehrmals täglich ein paar Tropfen Melaleuka in Jojobaöl mit einem Wattebausch auf. Auch Vollbäder mit Melaleuka in Jojobaöl bringen Linderung.

Akne

Am häufigsten ist Akne bei Jugendlichen in der Pubertät und in den Jahren danach zu finden. Ursache sind meistens gestörte Drüsenfunktionen und Stoffwechselstörungen, die dazu führen, dass die Talgdrüsen der Haut – besonders im Gesicht – verstopfen. Bakterien siedeln sich an und Entzündungen entstehen.

Die Pubertätsakne heilt meist von selbst wieder ab, wenn der Stoffwechsel sich normalisiert hat – doch auch Fälle von chronischer Akne sind bekannt. In beiden Fällen unterstützt eine ganzheitliche Behandlung, die Ernährung und Lebensweise mit einbezieht, die Heilkräfte des Körpers. Zusätzlich kann Melaleuka in Jojobaöl Linderung und oft auch Heilung bringen. Vorbereitende Dampfbäder öffnen die Poren und die Mitesser können sanft entfernt werden. Danach mit Melaleuka in Jojobaöl betupfen. Auch Seifen, Cremes und Gesichtswasser mit Melaleuka in Jojobaöl leisten hier gute Dienste.

Allergische Hautreaktionen

Bei allen Allergien sollte zunächst stets die Ursache abgeklärt und therapiert werden. Doch die von der Allergie ausgelösten Hautreaktionen wie Juckreiz, Rauheit und Ausschläge können Sie unbedenklich selbst behandeln. Waschungen und Einreibungen mit Melaleuka in Jojobaöl lindern die Beschwerden und tragen zur Heilung bei. Außerdem können Sie Ihre Gesichtscreme oder Ihr Körperpflegemittel mit Melaleuka in Jojobaöl anreichern und Ihre Haut so bei jedem Eincremen heilend beruhigen.

Arthritis / Arthrose

Beides sind Gelenkerkrankungen, wobei die Arthritis auf einer Entzündung basiert, während die Beschwerden bei der Arthrose auf Abnutzungserscheinungen des Gelenkknorpels zurückzuführen sind. Arthritis entsteht durch Defekte im Immunsystem und Arthrose beruht meist auf einer Fehlbelastung des Bewegungsapparates aufgrund chronischer Muskelanspannungen und Knochenfehlstellungen. Die Behandlungsmethoden der Wahl umfassen Krankengymnastik und Wärmeanwendungen. Reiben Sie die Gelenke regelmäßig mit Melaleuka in Jojobaöl ein, oder bereiten Sie eine Heilsalbe zu, indem Sie Ihre Hautcreme mit Melaleuka in Jojobaöl anreichern. Das wirkt entspannend auf die Muskulatur, ist entzündungshemmend, lindert Schmerzen und kann langfristig zur Heilung beitragen. Bei akuten Schmerzen leistet eine warme Kompresse mit Melaleuka in Jojobaöl gute Dienste. Auch ein heißes Vollbad mit Melaleuka in Jojobaöl kann Linderung bringen.

Blasen

Blasen an Händen oder Füßen heilen schneller, wenn sie mehrmals täglich mit Melaleuka in Jojobaöl betupft werden.

Blasenentzündung

Eine akute Blasenentzündung kann sehr schmerzhaft sein und verlangt absolute Bettruhe. Ihr Arzt oder Heilpraktiker wird Ihnen empfehlen, viel zu trinken und sich warm zu halten. Die Heilung wird durch warme Sitzbäder mit Melaleuka in Jojobaöl unterstützt. Reiben Sie danach die Nierenregion und den unteren Bauch mit Melaleuka in Jojobaöl ein, dann können die aktiven Wirkstoffe nach innen „wandern“ und so auf die Blase wirken.

Bluterguss

Blutergüsse reagieren gut auf kalte Kompressen oder sanfte Einreibungen mit Melaleuka in Jojobaöl. Der Schmerz wird gelindert und der Bluterguss heilt schneller ab.

Bronchitis

Inhalationen oder Dampfbäder verschaffen Linderung bei Schmerzen und lockern den Husten. Die antibakterielle Wirkung von Melaleuka in Jojobaöl bekämpft im akuten Stadium die Erreger. Auch Brusteinreibungen mit Melaleuka in Jojobaöl oder ein warmes Erkältungsbad (nicht bei hohem Fieber!) wirken Wunder. Außerdem können Sie mit einem Luftbefeuchter oder einer Duftlampe ein heilendes Raumklima erzeugen.

Ekzeme

Das Schlimmste an Ekzemen ist das Jucken – und es ist fast unmöglich, sich nicht zu kratzen. Doch vom Kratzen wird alles noch schlimmer. Hier helfen Vollbäder, Einreibungen oder Kompressen mit Melaleuka in Jojobaöl. Sie beruhigen die Haut, wirken antibakteriell und tragen zur Heilung bei.

Erkältung

In jedem Stadium der Erkältung gibt es Möglichkeiten, Melaleuka in Jojobaöl einzusetzen: um eine beginnende Erkältung zu stoppen; um die Abwehrreaktionen des Körpers anzukurbeln; um die Erreger zu bekämpfen; um Schmerzen zu lindern, Husten zu lösen, Entspannung und Ausgleich zu bringen. Von heißen Erkältungsbädern über Inhalationen, Einreibungen und Gurgeln steht Ihnen die ganze Anwendungspalette zur Verfügung.
Gute Besserung!

Erschöpfung

Sicher kennen Sie die ganz alltäglichen Erschöpfungszustände – zu viel Stress, zu viele Termine, zu wenig Schlaf, zu viele Sorgen –, die dazu zwingen, sich von der Hektik zurückzuziehen und auf sich selbst zu besinnen. Das sind Zeiten, in denen die Abwehr herabgesetzt ist und Krankheiten leicht entstehen können. Zur Entspannung, Belebung und gleichzeitigen Abwehrstärkung empfiehlt sich ein Vollbad mit Melaleuka in Jojobaöl – eventuell kombiniert mit ätherischen Ölen aus

Rosmarin (belebt), Lavendel (entspannt) und Ylang Ylang (baut auf).

Fieber

S. Erkältung. Bei hohem Fieber sollten Sie allerdings auf keinen Fall heiß baden und unbedingt Ihren Arzt oder Heilpraktiker konsultieren.

Furunkel

Ebenso wie bei einem Abszess entsteht eine kleine oder größere Eiteransammlung unter der Haut, die sich als Schwellung und Rötung erkennbar macht. Melaleuka in Jojobaöl dringt durch die Haut bis zum Infektionsherd vor, zersetzt den Eiter und wirkt antibiotisch. Tragen Sie mehrmals täglich ein paar Tropfen Melaleuka in Jojobaöl mit einem Wattebausch auf. Auch Vollbäder mit Melaleuka in Jojobaöl bringen Linderung.

Fußpilz

Fußpilz ist sehr ansteckend und wird meist in Schwimmbädern und Saunen etc. übertragen, wo der Boden feucht ist und viele Menschen barfuß gehen. Um Ansteckungen zu vermeiden, sollten Sie Badeschlappen tragen. Hat sich trotzdem ein Fußpilz eingenistet, können Sie ihn mit Melaleuka in Jojobaöl wieder vertreiben. Eine Kur mit Fußbädern (dreimal täglich über eine Woche), Einreibungen oder regelmäßige Waschungen mit Melaleuka in Jojobaöl werden schnell zum Erfolg führen. Auch bei Hühneraugen oder eingewachsenen Nägeln ist diese Kur hilfreich.

Gerstenkorn

Um ein Gerstenkorn aufzulösen, können Sie Dampfbäder mit Melaleuka in Jojobaöl machen. Nehmen Sie zweimal täglich ein solches Bad und betupfen Sie das Gerstenkorn hinterher mit etwas Melaleuka in Jojobaöl. Wichtig ist, die Augen während der Bäder geschlossen zu halten und auch beim Auftragen des Öls darauf zu achten, dass nichts davon ins Auge gerät.

Geschwür der Haut und Schleimhäute

Um die Heilung dieser eitrigen Haut- und Schleimhautentzündungen zu unterstützen, tragen Sie zwei- bis dreimal täglich einige Tropfen Melaleuka in Jojobaöl mit einem Wattebausch auf die betreffende Stelle auf. Auch Vollbäder mit Melaleuka in Jojobaöl bringen Linderung.

Gicht

Gicht äußert sich in Form von Gelenkschwellungen und -schmerzen, welche die Beweglichkeit behindern. Zeitweilig kommt es zu akuten Schmerzanfällen. Ursachen sind bestimmte innere Stoffwechselstörungen, die natürlich von Ihrem Arzt oder Heilpraktiker behandelt werden müssen. Doch Sie können die Behandlung unterstützen. Besonders bei akuten Schmerzanfällen bringen warme Bäder und Kompressen mit Melaleuka in Jojobaöl Linderung. Dem Bad können Sie außerdem einen Sud aus Heublumen, Zinnkraut und Haferstroh zufügen.

Grippe

Bei allen ansteckenden Kinderkrankheiten, Grippe und Erkältungen leistet Ihnen Melaleuka in Jojobaöl gute Dienste. Manifestiert sich die Krankheit „auf der Brust" oder im Hals, sind Inhalationen die Anwendung der Wahl. Auch warme Kompressen und Einreibungen leisten gute Dienste (s. Husten). Zur Verbesserung der Raumluft können Sie ein Duftlampe mit Melaleuka in Jojobaöl und anderen ätherischen Ölen Ihrer Wahl aufstellen (s. „Aromatherapie" in der Rubrik Anwendungsformen).

Gürtelrose

Bei einer Gürtelrose werden einzelne Hautnerven von Viren angegriffen. Diese schmerzhafte Erkrankung kann durch Stress ausgelöst werden. Zur Schmerzlinderung und Entspannung empfehlen sich warme Bäder mit Melaleuka in Jojobaöl, denen Sie auch gerne etwas Lavendel-, Kamille- und Eukalyptusöl hinzufügen können. Tragen Sie außerdem mehrmals täglich Melaleuka in Jojobaöl pur auf. Im akuten Stadium kann außerdem eine Ohrakupunktur hilfreich sein.

Halsschmerzen

Wenn Sie merken, dass eine Erkältung mit Halsschmerzen im Anzug ist, können Sie oft das Schlimmste verhindern, indem Sie sofort reagieren. Gurgeln Sie mit Melaleuka in Jojobaöl und warmem Wasser und/oder inhalieren Sie Melaleuka in Jojobaöl in einem Dampfbad. Damit können Sie den Krankheitsverlauf häufig abkürzen. Eine weitere hilfreiche Methode gegen die Schmerzen sind warme Halswickel (s. „Kompresse“ in der Rubrik Anwendungsformen), die Sie mit einem Handtuch umwickeln, um die Wirkung zu verstärken.

Hexenschuss

Ein Hexenschuss kann durch die verschiedensten Auslöser entstehen und gehört, wenn er länger andauert, in die Hand des Arztes oder Heilpraktikers. Doch auch Sie können etwas tun. Zur Schmerzlinderung und Muskelentspannung leisten Einreibungen, Vollbäder und warme Umschläge mit Melaleuka in Jojobaöl einen wichtigen Beitrag.

Hämorrhoiden

Hämorrhoiden basieren auf einer Venenerweiterung im Afterbereich. Sie machen sich durch Juckreiz, Schmerzen und oft auch durch Blutungen bemerkbar. Die Ursache für ihr Auftreten muss von einem Arzt oder Heilpraktiker ergründet und behandelt werden. Zur Schmerzlinderung und als antibiotische Maßnahme können Sie Sitzbäder mit Melaleuka in Jojobaöl nehmen oder die schmerzenden Stellen mit Melaleuka in Jojobaöl betupfen.

Hautentzündungen

Zur Desinfektion und um die Heilung zu unterstützen betupfen Sie die betroffenen Stellen mehrmals täglich mit unverdünntem Melaleuka in Jojobaöl.

Auch Vollbäder, Einreibungen oder Kompressen (warm oder kalt) mit Melaleuka in Jojobaöl wirken lindernd und heilend.

Hautverletzungen

S. Hautentzündungen

Herpes

Diese Viruserkrankung tritt besonders in Zeiten geschwächter Immunabwehr auf. Die Viren sind zwar ständig im Körper präsent, werden von der körpereigenen Abwehr jedoch meistens in Schach gehalten. Kommt ein Herpes zum Ausbruch, zeigt sich das durch Juckreiz, Rötung und Bläschen an der entsprechenden Stelle. Tragen Sie sofort Melaleuka in Jojobaöl auf, um eine weitere Bläschenbildung zu verhindern – kürzen Sie den Verlauf ab, indem Sie den Herpes mehrmals täglich mit dem Öl behandeln.

Hühneraugen

Wer unter Hühneraugen leidet, sollte sich auf jeden Fall fragen, ob er das richtige Schuhwerk für seine Fußform trägt. Ist das abgeklärt, kann eine Kur mit Fußbädern (dreimal täglich über eine Woche) schnell Linderung bringen. Auch regelmäßige Einreibungen und Waschungen mit Melaleuka in Jojobaöl befreien Sie bald von den lästigen, schmerzhaften Druckstellen. Bei eingewachsenen Nägeln ist diese Kur ebenfalls hilfreich.

Husten

Husten kann sehr schmerzhaft und schwächend sein – besonders im Anfangsstadium, wenn er „festsitzt“ und noch kein Schleim abgehustet wird. Ein Dampfbad mit Melaleuka in Jojobaöl hilft, den Schleim zu lockern, die Schmerzen zu lindern und die Erreger abzutöten. Legen Sie sich nach dem Dampfbad unter eine warme Decke und reiben Sie Ihre Brust mit dem Öl ein, um die Wirkung zu vertiefen.

Infektionskrankheiten

Bei allen ansteckenden Kinderkrankheiten, Grippe und Erkältungen leistet Melaleuka in Jojobaöl gute Dienste. Manifestiert sich die Krankheit „auf der Brust“ oder im Hals, sind Inhalationen die Anwendung der Wahl. Auch warme Kompressen und Einreibungen sind hilfreich (s. Husten). Zur Verbesserung der Raumluft können Sie eine Duftlampe mit Melaleuka in Jojobaöl und anderen ätherischen Ölen Ihrer Wahl aufstellen (s. „Aromatherapie“ in der Rubrik Anwendungsformen).

Insektenstiche

Um den Juckreiz zu lindern und die Heilung zu unterstützen, betupfen Sie Insektenstiche mit Melaleuka in Jojobaöl.

Juckreiz

Je nach Größe der juckenden Körperstelle können Sie den Juckreiz mit Vollbädern, Kompressen oder Einreibungen mit Melaleuka in Jojobaöl lindern.

Krampfadern

Menschen, die von Berufs wegen viel stehen müssen, leiden besonders häufig unter Krampfadern. Ursache ist meistens eine Bindegewebsschwäche. Bei warmem Wetter oder nach langem Stehen können Krampfadern besonders schmerzhaft sein oder zu Juckreiz führen. Als Erste-Hilfe-Maßnahme sollten Sie die Beine dann hoch legen. Eine lauwarme Kompresse mit Melaleuka in Jojobaöl hilft, Juckreiz und Schmerz zu lindern. Im fortgeschrittenen Stadium können Krampfadern zu Geschwüren führen. Waschen Sie das Geschwür sanft mit warmem Wasser und Melaleuka in Jojobaöl aus (10 bis 20 Tropfen auf einen Liter). Eine Kompresse kann über Nacht aufgelegt und mit einem Verband locker umwickelt werden.

Mandelentzündung

Wenn Sie merken, dass eine Mandelentzündung im Anzug ist, können Sie den Krankheitsverlauf abkürzen, indem Sie sofort reagieren. Gurgeln Sie mit Melaleuka in Jojobaöl und warmem Wasser und/oder inhalieren Sie Melaleuka in Jojobaöl in einem Dampfbad. Gegen die Schmerzen helfen warme Halswickel (s. „Kompresse" in der Rubrik Anwendungsformen), die Sie mit einem Handtuch umwickeln, um die Wirkung zu verstärken.

Migräne

Bei einer akuten Migräne braucht der Patient oder die Patientin meistens Dunkelheit und Ruhe, um sich zu erholen. Dann verschwinden die Beschwerden nach einer

Weile von selbst. Zur Unterstützung können Sie die betroffene Kopfseite mit einem Umschlag kühlen oder erwärmen – je nachdem, was Ihnen gut tut (s. „Kompresse“ in der Rubrik Anwendungsformen). Neben Melaleuka in Jojobaöl können Sie dem Umschlag auch etwas Lavendelöl zur Entspannung beifügen.

Milchschorf bei Kindern

Aufgrund seiner antiseptischen und juckreizlindernden Wirkung ist Melaleuka in Jojobaöl beim Milchschorf das Mittel der Wahl. Trotz seiner heilenden Wirkung ist es mild in der Anwendung und bringt keinerlei Nebenwirkungen mit sich. Betupfen Sie die betroffenen Stellen mehrmals täglich sanft mit Melaleuka in Jojobaöl.

Muskelkater

Hier ist ein warmes Vollbad in jedem Fall hilfreich. Wenn Sie dieses allerdings mit Melaleuka in Jojobaöl anreichern, verstärken Sie seine schmerzlindernde und entspannende Wirkung um ein Mehrfaches. Auch eine Einreibung kann wertvolle Dienste leisten.

Nagelbettentzündung

Zur Heilung betupfen Sie die betreffende Stelle mehrmals täglich mit Melaleuka in Jojobaöl oder baden Sie die Finger (oder Zehen) in einer Mischung aus warmem Wasser und einem Schuss Öl.

Nasennebenhöhlenvereiterung

Vereiterte und zugeschwollene Nebenhöhlen gehen oft mit heftigen Kopfschmerzen einher. Wie angenehm, wenn die Schwellung zurückgeht und der Eiter ablaufen kann. Eine Dampfinhalation mit Melaleuka in Jojobaöl und Eukalyptus wirkt desinfizierend und befreiend. Inhalieren Sie einmal täglich, bis alle Beschwerden abgeklungen sind. So verhindern Sie auch, dass die Erkrankung chronisch wird.

Nesselfieber

Das beste Mittel, um den Juckreiz zu lindern, sind lauwarme Bäder oder Kompressen mit Melaleuka in Jojobaöl.

Parasiten (Krätze, Kopfläuse etc.)

Bevor Sie zur „chemischen Keule“ greifen, versuchen Sie, den kleinen Plagegeistern mit Melaleuka in Jojobaöl zu Leibe zu rücken. Krätzemilben können durch tägliche heiße Bäder mit dem Öl aus der Haut vertrieben werden. Außerdem sollten Sie Melaleuka in Jojobaöl dreimal täglich direkt auf alle entzündeten Hautstellen auftragen. Führen Sie diese Kur mindestens eine Woche lang durch.

Gegen Kopfläuse helfen Haarwäschen mit einem Shampoo, das Sie mit Melaleuka in Jojobaöl gemischt haben. Tragen Sie das Öl außerdem morgens und abends pur auf die Kopfhaut auf. Dann kämmen Sie die Übeltäter mit einem fein gezinkten Kamm aus, den Sie vorher mit Melaleuka in Jojobaöl getränkt haben.

Pilzinfektionen

Pilze nisten sich gerne unter den Achseln, im Genitalbereich, an Händen, Füßen und auch unter den Zehen- und Fingernägeln ein. Bevor Sie Ihren Arzt konsultieren, können Sie eine Kur mit Melaleuka in Jojobaöl machen – und brauchen die Praxis dann vielleicht gar nicht aufzusuchen.

Je nach Körperbereich führen Sie tägliche Waschungen, Sitz-, Fuß- oder Handbäder durch und reiben den betroffenen Teil danach mit Melaleuka in Jojobaöl ein (s. auch „Fußpilz").

Psoriasis

Psoriasis (Schuppenflechte) zeigt sich als roter Hautausschlag mit hellen Schuppen. Meistens erscheint er in Schüben und oft in Zeiten von erhöhtem Stress. Zur Linderung und gleichzeitigen Entspannung dient ein Vollbad mit Melaleuka in Jojobaöl, das Sie – je nach Vorliebe – zusätzlich mit Rosen-, Lavendel-, Orangen-, Sandelholz- oder Jasminöl anreichern können. Reiben Sie die befallenen Stellen außerdem mit purem Melaleuka in Jojobaöl ein – das besänftigt und pflegt die Haut und beschleunigt die Heilung.

Rückenschmerzen

Rückenschmerzen können durch die verschiedensten Auslöser entstehen und gehören, wenn sie länger andauern, in die behandelnde Hand des Arztes oder Heilpraktikers. Doch auch Sie können etwas tun. Zur Schmerzlinderung und Muskelentspannung helfen

Einreibungen, Vollbäder und warme Umschläge mit Melaleuka in Jojobaöl.

Schnupfen

„Unbehandelt dauert ein Schnupfen sieben Tage – wird er hingegen behandelt, ist er schon nach einer Woche verschwunden...“ So sagt der Volksmund. Doch viele Beschwerden, die mit dem Schnupfen einhergehen, können stark gelindert werden.

Nehmen Sie zweimal täglich ein Dampfbad mit Melaleuka in Jojobaöl, um die Schleimhäute zu beruhigen und die Atemwege zu desinfizieren. Ein heißes Fußbad vor dem Einschlafen erwärmt den ganzen Körper und fördert den Heilschlaf. Eine Aromalampe mit Melaleuka in Jojobaöl und eventuell. etwas Rosmarin-, Salbei- und Kamillenöl reichert die Raumluft mit heilenden Substanzen an und befreit den Kopf.

Schuppen

Gute Dienste leistet ein Shampoo mit Zusätzen von Melaleuka in Jojobaöl. Sie können es selbst herstellen, indem Sie Ihr Shampoo bei jeder Haarwäsche mit ein paar Tropfen Melaleuka in Jojobaöl vermischen. Auch ein selbstgemachtes Haarwasser mit Melaleuka in Jojobaöl kann regelmäßig verwendet werden. Außerdem können Sie das Öl eine Stunde vor jeder Haarwäsche in die Kopfhaut massieren und dann auswaschen.

Schuppenflechte

S. Psoriasis

Sonnenbrand

Lauwarme Vollbäder mit Melaleuka in Jojobaöl verschaffen Linderung. Außerdem können sanfte Einreibungen mit Melaleuka in Jojobaöl die Heildauer stark abkürzen (s. auch „Verbrennungen").

Stirnhöhlenvereiterung

S. Nasennebenhöhlenvereiterung

Stress

Lange anhaltender Stress schadet unseren Nerven und der Immunabwehr – und damit dem gesamten Organismus. Bei dem Versuch, immer mehr zu schaffen, kommen wir schließlich an den Punkt, an dem gar nichts mehr geht. Doch so weit müssen Sie es nicht kommen lassen! Planen Sie auch die Momente ein, in denen Sie sich zurückziehen, auf sich selbst besinnen und wieder zur Ruhe kommen. Zur wohligen Entspannung, Belebung und Abwehrstärkung empfiehlt sich ein Vollbad mit Melaleuka in Jojobaöl – eventuell kombiniert mit ätherischen Ölen aus Rosmarin (belebt), Lavendel (entspannt) und Ylang Ylang (baut auf).

Vaginalinfektionen

Gegen Bakterien- oder Pilzbefall leisten Tamponaden oder warme Sitzbäder mit Melaleuka in Jojobaöl gute Dienste. Auch Vaginalspülungen mit einer Mischung aus warmem Wasser und ein paar Tropfen Melaleuka in Jojobaöl können die Heilung beschleunigen.

Verbrennungen

Die Erfahrung hat gezeigt, dass Melaleuka in Jojobaöl bei nicht zu starken Verbrennungen eine sehr gute Wirkung entfaltet. Die Haut wird schnell beruhigt, Schmerzen werden gelindert und der Heilungsprozess wird um ein Vielfaches beschleunigt (ca. 5- bis 20fach). Normalerweise monatelang sichtbare Verbrennungsmerkmale verschwinden oft innerhalb von Wochen oder sogar Tagen.

Dasselbe gilt natürlich für den Sonnenbrand, der auch ein Verbrennung ist, die man übrigens nicht unterschätzen sollte.

Selbst alte Brandnarben lassen sich durch eine Kur mit Melaleuka in Jojobaöl vielfach günstig beeinflussen. Reiben Sie die betreffende Stelle einfach täglich mit dem Öl ein – und haben Sie Geduld. Dann können Sie erleben, dass die Narben fast oder ganz verschwinden.

Verstauchungen

Kalte Kompressen sind bei einer Verstauchung immer das erste Notfallmittel. Sie halten die Schwellung in Grenzen und lindern die Schmerzen. Fügen Sie dem Wasser, mit dem Sie die Kompressen befeuchten, 10 bis 20 Tropfen Melaleuka in Jojobaöl bei, und Sie verstärken die heilende Wirkung um ein Vielfaches.

Verstopfte Nase

S. Schnupfen

Warzen

Betupfen Sie die betroffene Stelle mehrmals täglich mit Melaleuka in Jojobaöl – und verlieren Sie nicht die Geduld! Da es sich bei Warzen um Viruserkrankungen handelt, kann die Behandlung sehr lange dauern. Doch letztendlich wird sie zu einem dauerhaften Erfolg führen.

Weißfluss

S. Vaginalinfektionen

Windpocken

Um die gereizte Haut zu beruhigen, nehmen Sie warme Vollbäder mit 20 bis 30 Tropfen Melaleuka in Jojobaöl. Die antiseptische Wirkung von Melaleuka in Jojobaöl kann den Krankheitsverlauf abkürzen. Stellen Sie eine Aromalampe mit Melaleuka in Jojobaöl ins Krankenzimmer, und geben Sie ein paar Tropfen eines ätherischen Öls Ihrer Wahl dazu – ein angenehmer Duft weitet die Seele und hilft auf psychischer Ebene zu heilen.

Wunden

Bei kleineren Wunden tränken Sie ein Pflaster oder einen Verband mit ein paar Tropfen Melaleuka in Jojobaöl. Wenn es sich um eine Schürfwunde handelt oder die Wunde nicht zu offen ist, können Sie Melaleuka in Jojobaöl auch direkt auftragen. Die desinfizierende Wirkung und die Heilkraft der beiden Öle schützen vor Infektionen und kürzen den Heilungsverlauf ab.

Wundstellen bei Kleinkindern

Geben Sie 5 bis 10 Tropfen Melaleuka in Jojobaöl in eine Schale mit warmem Wasser und tragen Sie die Mischung mit einem Wattebausch auf die wunden Stellen auf. Wichtig ist, Melaleuka in Jojobaöl bei Babys niemals unverdünnt zu verwenden.

Zahnfleischprobleme

Zahnfleischentzündungen und -blutungen können viele Ursachen haben, und ihre Behandlung sollte – wie bei fast allen Erkrankungen – immer an der Ursache ansetzen. Sie sind in der Lage viel zur Heilung beizutragen. Neben täglichen Mundspülungen mit einer Mischung aus warmem Wasser und Melaleuka in Jojobaöl können Sie eine Intensivkur durchführen, indem Sie die betreffenden Stellen morgens und abends mit dem Öl einreiben.

Zahnschmerzen

Sollten Sie am Wochenende oder an einem Feiertag unter Zahnschmerzen leiden, kann Melaleuka in Jojobaöl die Schmerzen lindern, bis ein Zahnarzt ihnen auf den Grund gehen kann. Geben Sie etwas Melaleuka in Jojobaöl auf ein Wattestäbchen und tragen Sie es direkt auf die schmerzende Stelle auf. Außerdem können

Sie 1 bis 2 Tropfen Öl in Ihre Zahnpasta mischen und sich damit die Zähne putzen.

Zeckenbisse

Es ist inzwischen allgemein bekannt, dass diese Blutsauger beim Menschen Hirnhautentzündung hervorrufen können. Entfernen Sie die Zecke sofort und vorsichtig, damit sie nicht zu viel von ihrem Gift abgibt. Um Entzündungen zu verhindern, verteilen Sie anschließend ein paar Tropfen Melaleuka in Jojobaöl auf der Stelle. Besprechen Sie mit Ihrem Arzt, ob noch weitere Maßnahmen nötig sind.

Anwendungen beim Tier

Was gut für den Menschen ist, kann für das Tier nicht schlecht sein. Natürlich profitieren Sie daher auch bei der Pflege und Behandlung Ihrer Tiere von der breiten Wirkungspalette von Melaleuka in Jojobaöl – jedenfalls wenn diese ein Fell besitzen wie Hund, Katze, Pferd, Kuh oder Ziege. Wichtig: Schützen Sie immer die Augen und die Schnauze des Tieres vor den Wirkstoffen!

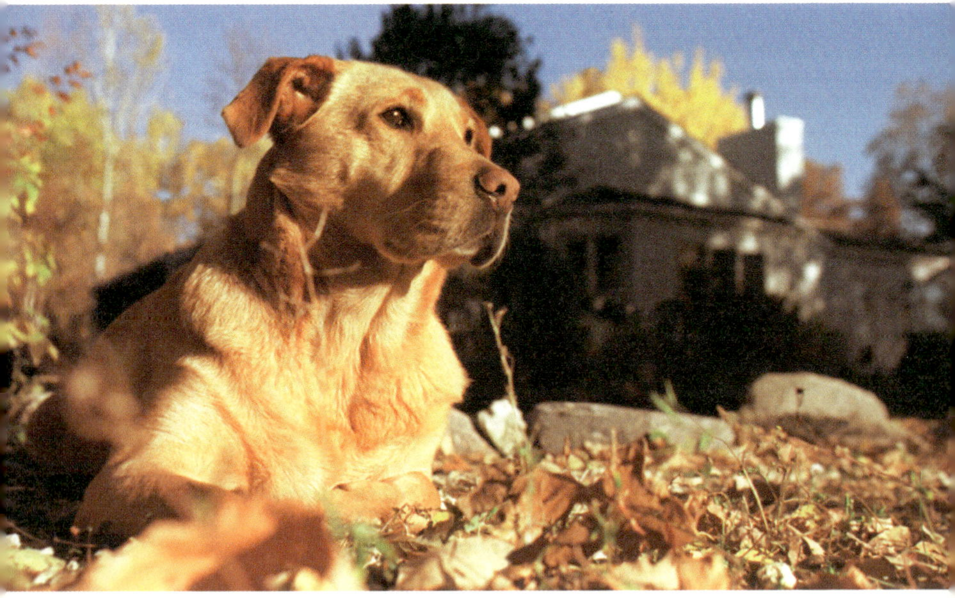

Ekzeme

Besonders Hunde leiden häufig unter Ekzemen an nässenden Schwitzstellen. Der damit verbundene Juckreiz bringt das Tier dazu, sich viel und heftig zu kratzen – was die Reizung nur verschlimmert. Tragen Sie Melaleuka in Jojobaöl auf die befallene Stelle auf. Das lindert den Juckreiz und fördert die Heilung.

Euterentzündungen bei Kühen

Wenn Sie Ihre Kühe automatisch melken, entstehen leicht Euterentzündungen, die für das Vieh schmerzhaft sind und sich beim Melken noch verschlimmern. Zur Linderung und Heilung sprühen Sie das Euter nach dem Melken mit einer Lösung aus einem Liter Wasser und 15 bis 20 Tropfen Melaleuka in Jojobaöl ein. Sie können auch die Melkmaschine mit dieser Mischung desinfizieren, um weitere Entzündungen zu verhindern.

Flöhe

Wenn sich Ihr Haustier besonders viel kratzt, kann das auf ein Ekzem (s. „Ekzeme"), aber auch auf Flohbefall hindeuten. Flöhe sind unangenehme Zeitgenossen für Mensch und Tier. Sie können sich im ganzen Haushalt ausbreiten und übertragen Krankheiten. Je früher Sie sich gegen diese Plagegeister zur Wehr setzen, desto besser:

Waschen Sie das Fell Ihres Tieres mit einem Shampoo, dem Sie 10 bis 20 Tropfen Melaleuka in Jojobaöl zufügen, oder geben Sie ihm ein Bad mit warmem Wasser und 10 bis 20 Tropfen Melaleuka in Jojobaöl. Reiben

Sie sein Fell außerdem täglich mit Melaleuka in Jojobaöl ein – am besten im Freien, damit sich die fliehenden Parasiten keinen anderen Wirt suchen.

Hufverletzungen

Um Hufverletzungen zu heilen und erneuten Infektionen vorzubeugen, reiben Sie die betreffende Stelle mehrmals täglich mit Melaleuka in Jojobaöl ein.

Insektenstiche und -bisse

Sie können Ihre Tiere vor lästigen Mücken- und Insektenstichen schützen, indem Sie ihr Fell vorbeugend mit einer Mischung aus 15 % Melaleuka in Jojobaöl und 85 % Wasser einreiben. Bereits vorhandene Stiche oder Bisse sollten Sie mit Melaleuka in Jojobaöl bestreichen, um den Juckreiz zu lindern und Infektionen zu verhindern.

Krätze

Reiben Sie das Fell des befallenen Tieres mit Melaleuka in Jojobaöl ein. Vorsicht – Krätzemilben können auch auf Menschen übertragen werden!

Läuse

S. Flöhe

Ohrmilben

S. Krätze. Zur Behandlung der Ohrmuschel verwenden Sie ein Wattestäbchen oder einen kleinen weichen Pinsel.

Pferdewäsche

Mischen Sie ein Shampoo mit 20 Tropfen Melaleuka in Jojobaöl und waschen Sie damit Ihr Pferd. Das wirkt vorbeugend gegen Hautreizungen und Parasitenbefall und verleiht außerdem ein glänzendes Fell.

Pilzbefall

Reiben Sie das Tier an den befallenen Stellen mehrmals täglich mit Melaleuka in Jojobaöl ein.

Satteldruckstellen

Wunden und Druckstellen, die vom Sattel verursacht werden, heilen schneller (und infizieren sich nicht so leicht), wenn Sie die jeweiligen Stellen ein bis- zweimal täglich mit Melaleuka in Jojobaöl einreiben.

Verletzungen

Kleinere Verletzungen können Sie selbst behandeln – bei größeren muss der Tierarzt helfen. Betupfen Sie die verletzte Stelle mehrmals täglich mit ein paar Tropfen Melaleuka in Jojobaöl.

Zeckenbisse

Entfernen Sie die festgebissene Zecke sofort. Um Entzündungen zu verhindern, betupfen Sie anschließend die betroffene Stelle mit ein paar Tropfen Melaleuka in Jojobaöl.

Anwendungen bei Pflanzen

Gute Neuigkeiten für Ihre Topf- und Gartenpflanzen: Melaleuka in Jojobaöl wirkt sanft, aber nachhaltig gegen kleine Insekten, Bakterien, Parasiten und Pilze, und ist deshalb ein ideales Mittel zur natürlichen Schädlingsbekämpfung.

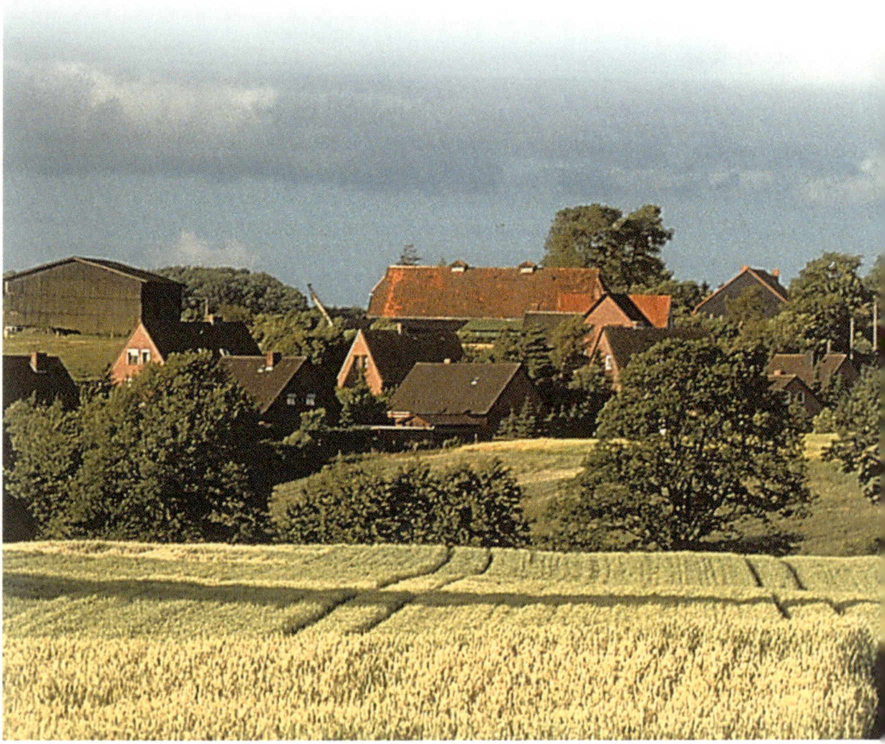

Stellen Sie ein Gemisch aus 20 bis 30 Tropfen Melaleuka in Jojobaöl und einem Liter Wasser her. Schütteln Sie die Mischung vor jeder Anwendung kräftig durch, und besprühen Sie die befallene Pflanze täglich, bis die Schädlinge verschwunden sind.

Eine besondere Erleichterung erfahren Obstgärtner, die immer wieder vor der schweren Entscheidung stehen, ihre Bäume und Büsche entweder den Schädlingen zu überlassen oder in Kauf zu nehmen, dass ihr Obst mit chemischen Schädlingsbekämpfungsmitteln verseucht wird. Kein Problem mehr! Besprühen Sie Ihre Bäume und Früchte mit einer Mischung aus Melaleuka in Jojobaöl und Wasser. So rücken Sie den Schädlingen wirksam zu Leibe, ohne Ihre eigene Gesundheit aufs Spiel zu setzen. Mehltau und Blattläuse werden vertrieben und sogar Verharzungen bei Sauerkirschen lösen sich problemlos auf.

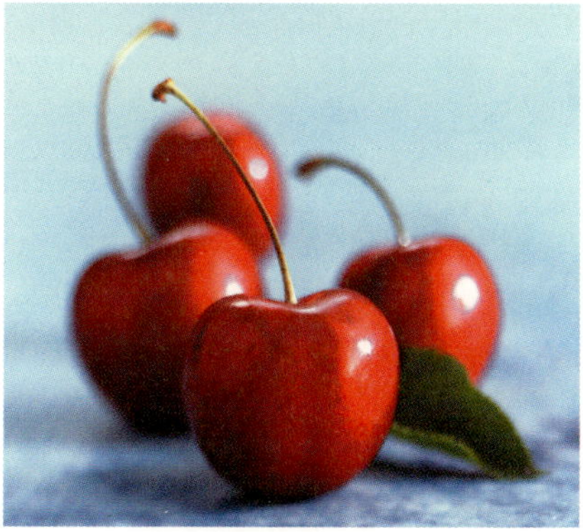

Übrigens: Sie können Früchte, die mit Melaleuka in Jojobaöl behandelt worden sind, mit gutem Gewissen essen. Auf der Wachsschicht, die das Obst überzieht, verdunstet das Teebaumöl bald, und das Jojobaöl ist ein kalorienfreies wertvolles Nahrungsmittel.

Schnittblumen halten sich länger (bis doppelt so lange), wenn Sie 3 bis 5 Tropfen Melaleuka in Jojobaöl in das Wasser geben – eine einfache Methode, um Ihren Blumenetat zu reduzieren!

Anwendungen im Haushalt

Aufgrund seiner milden und doch kraftvoll desinfizierenden Wirkung eignet sich Melaleuka in Jojobaöl hervorragend zur Reinigung und Desinfektion im Haushalt. Natürlich gibt es immer verschiedene Keime in unserem Umfeld, mit denen wir ohne Probleme zusammenleben, wenn unser Immunsystem uns schützt. Ja, eine gewisse Menge äußerer Reize stärkt und fördert unsere körpereigene Abwehr sogar. Darum reicht es in der Regel, wenn Sie Ihren Haushalt normal sauber halten. Keine zusätzliche Desinfektion ist nötig.

Aber es gibt Ausnahmen:

- An Stellen, die oft oder länger feucht sind, treten leicht Schimmelpilze und Bakterien auf, die der Gesundheit abträglich sind. Daher empfiehlt es sich, dem Wischwasser und Putzmittel beim Reinigen von Küche und Bad einige Tropfen Melaleuka in Jojobaöl beizufügen.
- Gegen Motten und Insekten helfen Duftkissen aus verschiedenen Kräutern, die Sie mit ein paar Tropfen Melaleuka in Jojobaöl beträufelt haben.
- Auch Hausstaubmilben werden durch Zusätze von Melaleuka in Jojobaöl im Wischwasser oder beim Wäschespülen beseitigt.
- Wieder verwendbare Windeln können Sie desinfizieren, indem Sie sie über Nacht in 5 Liter Wasser und 30 bis 40 Tropfen Melaleuka in Jojobaöl einweichen und dann wie gewohnt waschen.

- Wenn Erkältungen „in der Luft" liegen, können Sie eine Duftlampe mit Melaleuka in Jojobaöl aufstellen, um die Raumluft zu verbessern. Das ist auch bei ansteckenden Krankheiten eine hilfreiche Maßnahme: Geben Sie ein paar Tropfen eines entspannenden Duftöls Ihrer Wahl in den Luftbefeuchter oder die Aromalampe, und fügen Sie dieselbe Menge Melaleuka in Jojobaöl hinzu.
- Melaleuka in Jojobaöl ist ein sehr gutes Mittel zur Abwehr von Insektenstichen. Sie können die unbedeckten Hautstellen mit Melaleuka in Jojobaöl einreiben und außerdem eine Duftlampe mit dem Öl aufstellen. Beim Abendessen auf dem Balkon oder bei der Gartenparty stellen Sie mehrere Schalen mit heißem Wasser und Melaleuka in Jojobaöl auf, um von Mücken unbehelligt zu bleiben.

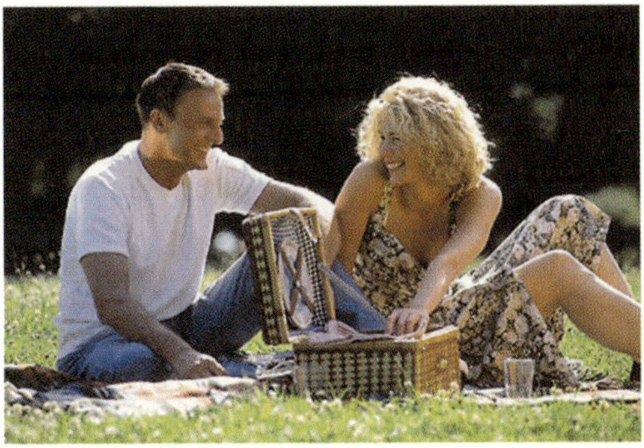

- Auch Fliegen, Ameisen und anderes Ungeziefer halten sich aus Räumen fern, in denen eine Heißwasserschale oder Duftlampe mit Melaleuka in Jojobaöl steht.

Spätestens nachdem Sie all diese Anwendungsmöglichkeiten von Melaleuka in Jojobaöl kennen gelernt haben, dürfte klar sein: Man sollte immer ein Fläschchen in der Tasche tragen.

Literaturnachweis
Bildverzeichnis
Register

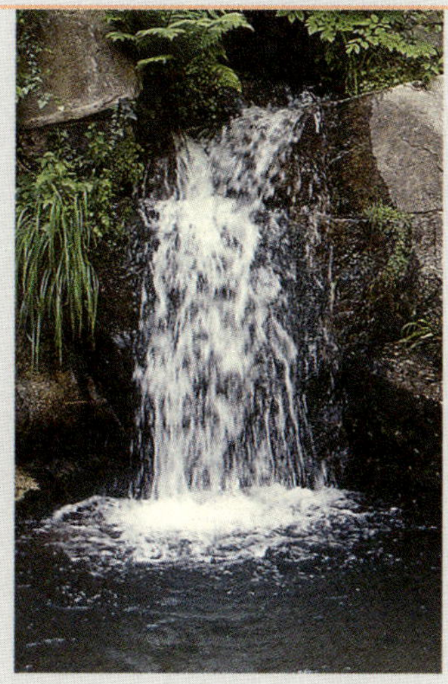

Literaturverzeichnis und -quellen

Die folgenden Quellen waren sehr hilfreich beim Schreiben dieses Buches.

Zum Thema Melaleuka:

Alfred Binder, *Gesund durch Teebaumöl.* Dr. Werner Jopp Verlag, Wiesbaden, (1.-5. Auflage) 1997.

Joachim Breschke, *Teebaumölfibel.* Naumann und Göbel Verlagsgesellschaft, Köln, 1998.

Susan Drury, *Die Geheimnisse des Teebaums.* Windpferd Verlag, Aitrang, (33. Auflage) 1997.

Peter Grunert, *Teebaumöl, das neue Wunderheilmittel.* ECON Taschenbuch Verlag, 1997.

Iris Hammelmann, *Gesund und fit durch Teebaumöl.* Moewig Verlag KG, Rastatt, 1999.

Cynthia B. Olsen, *Die Teebaumöl Hausapotheke.* Windpferd Verlag, Aitrang, (38. Auflage) 1997.

Dr. Nicole Schaenzler, *Teebaumöl.* Südwest Verlag GmbH, München, 1998.

Zum Thema Jojoba:

Eine gute Quelle ist das Buch *Jojoba* von Dr. H. Ehmann, das im Anhang eine ausführliche Liste mit weiterführender Literatur bietet.

Dr. Hermann Ehmann, *Jojoba.* LebensBaum Verlag, Bielefeld, 1998.

Bildverzeichnis

Register

Anwendungsformen

Indikationen

beim Menschen

beim Tier

bei Pflanzen

im Haushalt

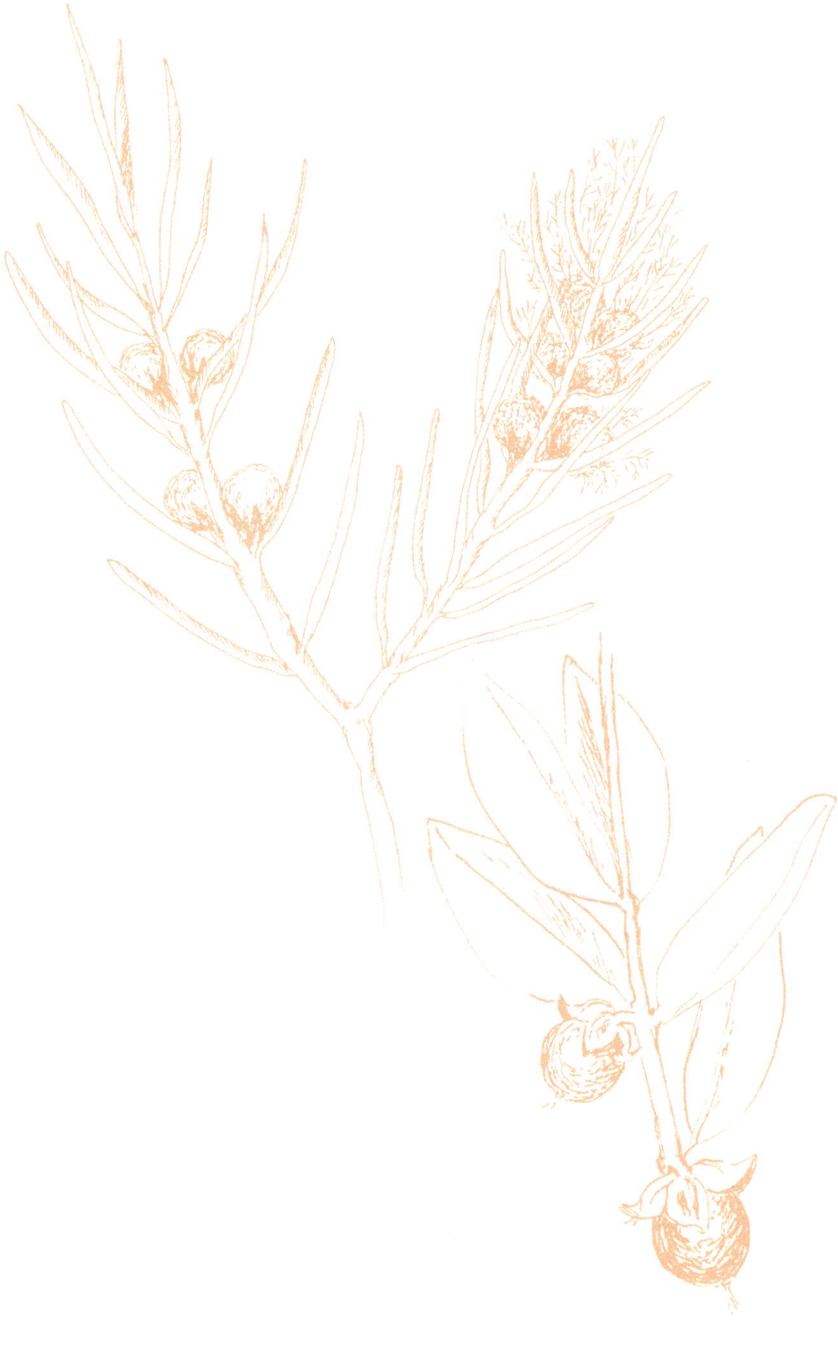

Ein hohes Alter in jugendlicher Frische?

Diese Bücher aus der medizinischen Forschung und Praxis, kompetent und engagiert geschrieben, wenden sich vorwiegend an den gesundheitsbewussten Laien ab 40.

Das vorliegende Buch untersucht die Beziehungen zwischen Ernährung, Umweltbedingungen, Gesundheit und optimaler Leistungsfähigkeit. Es ist für den Leser ein klarer Kompass durch das Gestrüpp z.T. widersprüchlicher, weil interessengebundener Informationen und Meinungen und gibt ihm eindeutige und leicht umsetzbare Handlungsanweisungen.

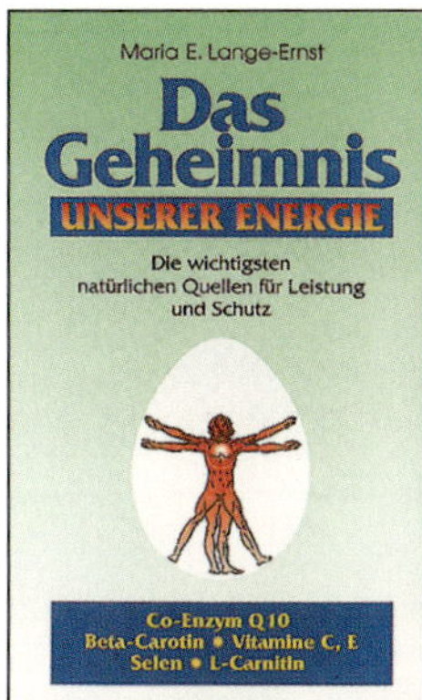

Maria E. Lange-Ernst

Das Geheimnis unserer Energie
– Die wichtigsten natürlichen Quellen für Leistung und Schutz –

ISBN 3-928430-03-3
180 S., Qualitätsbroschur

Praktische Erkenntnisse sind für jeden Wissenschaftler das beste Ergebnis.
In mehr als 25 Jahren wurden die Theorien bezüglich Co-Enzym Q 10 und die Bedeutung einer Nahrungsergänzung für den gesamten Organismus, auch für das Herz, wissenschaftlich bewiesen.

„Meine wichtigste Empfehlung:
Nutzen Sie die in den Q 10-Büchern aufgezeigten Erkenntnisse meines Kollegen Dr. Bliznakov, die ich aus eigener über 20-jähriger Q 10-Forschung bestätigen kann, und die Möglichkeiten des Co-Enzym Q 10 für Ihre Gesundheit."

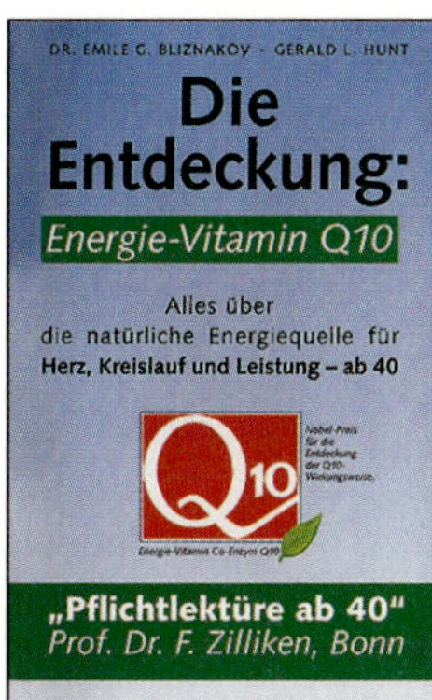

Dr. Emile G. Bliznakov
& Gerald L. Hunt
Die Entdeckung: Energie-Vitamin Q10

ISBN 3-928430-01-7
176 S., Qualitätsbroschur,

Anwendungsgebiete von Melaleuka in Jojobaöl

Anwendungsmethoden

A *Melaleuka in Jojobaöl* unverdünnt auftragen.

B 10 Tropfen *Melaleuka in Jojobaöl* in ein Glas warmes Wasser geben.

C 4 ml *Melaleuka in Jojobaöl* ins Badewasser geben.

D 30 Tropfen *Melaleuka in Jojobaöl* in 2 Liter kochendes Wasser geben und den Dampf einatmen. Oder unverdünntes *Melaleuka in Jojobaöl* auf ein Taschentuch geben und inhalieren.

E 12 ml *Melaleuka in Jojobaöl* mit 100 ml Babyöl vermischen.

Problem	***Methode***	***Anwendung***
Arthritis	**A**	Gelenke mit Melaleuka in Jojobaöl einreiben.
Blasen	**A**	Mehrmals täglich mit Melaleuka in Jojobaöl betupfen.
Fußpilz, Scherpilzflechte, Ringpilz	**A** oder **C**	Einreibung der Stellen mit Melaleuka in Jojobaöl. Kur mit Fußbädern (3-mal tägl. über eine Woche).
Geschwüre und Karbunkel	**A**	Sooft wie möglich auf die betroffene Hautstelle auftragen.
Halsschmerzen und Raucherhusten	**B** oder **D**	Gurgeln oder inhalieren.
Herpes, Hautentzündungen, Ausschläge	**A**	Mehrmals täglich auftragen.
Insektenbisse und -stiche	**A**	Mehrmals täglich auftragen.
Juckreiz	**A** oder **C**	Die betroffene Hautstelle mit Melaleuka in Jojobaöl einreiben. Vollbad mit Melaleuka in Jojobaöl.
Kehlkopfentzündung	**B** oder **D**	Gurgeln oder inhalieren. Stimme schonen.
Kopfläuse, Nissen, juckende Kopfhaut	**A**	Unverdünntes Melaleuka in Jojobaöl auf Fingerspitzen tropfen und in die Kopfhaut einmassieren. 5 Minuten einwirken lassen, gründlich auswaschen.
Mundgeruch	**B**	Gurgeln und Mundspülung.
Mundgeschwüre, Erkältungsbläschen	**A**	Sooft wie nötig auftragen.
Muskelkater, Muskelschmerz, Verstauchungen	**A** oder **C**	In die schmerzenden Stellen einmassieren oder warmes Vollbad mit Melaleuka in Jojobaöl.
Nagelbettentzündung	**A**	Nagel, unter dem Nagel und Nagelbett mehrmals täglich betupfen.
Ohrenschmerzen	**A**	Ein paar Tropfen Melaleuka in Jojobaöl ins Ohr träufeln.